一般病棟ナースのための精神症状とくすりの知識

姫井昭男 著

MC メディカ出版

はじめに

　近い将来「うつ」関連患者数は 150 万人、認知症患者数は 650 万人を超えることが予想されています。「うつ」と「認知症」、この 2 つの精神疾患は、すでに common disease といっても過言ではないでしょう。このような情勢から、精神科に直接関係のない一般病棟看護においても、メンタルな問題を抱えたケースに遭遇することが、日常になっていると考えられます。

　都市部ではメンタル不調を感じれば、精神科・心療内科を受診する傾向にありますが、地方都市では現状でも精神科を受診することにいまだに抵抗を感じる人が多いため、メンタル不調であっても最初に受診するのは、かかりつけ医（多くは内科）つまり精神科以外の診療科目であるというケースが圧倒的に多いのです。さらに精神科医療施設が少ない地域では、非精神科医が精神科治療にかかわらざるを得ないという事情もあります。

　さらに今後増加が予想されるメンタル不調に現在の精神科医療体制で対応することは不可能と考えられ、軽症のメンタル障害の治療や精神科プライマリケアは、診療科目の垣根を越えて医療全体で治療と支援を行わなければ立ち行かなくなるのです。

　このような社会背景や医療を取り巻く現状から考えれば、これか

らの臨床現場では精神科の知識は、必須知識となっていくでしょう。ただ精神医学は、脳科学と薬理学が密接にかかわっている科目のため、苦手という方が少なくないようです。

　精神医学を苦手と感じている看護師、保健師、若手医師の皆さんから意見をもらい、なにが知識習得の妨げになっているかを著者なりに分析しました。本書は、その分析結果を反映して、精神科疾患の正しい捉え方、精神症状発生のメカニズム、精神科でよく使用される薬剤の作用と副作用、向精神薬で絶対に知っておいてほしいことなどを可能な限り平易な説明することに努めてまとめました。

　本書を通読された後、精神科疾患や向精神薬のことを"そういうことだったのか"と思っていただけたなら幸いです。

2024 年 1 月

姫井昭男

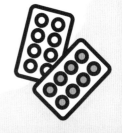

一般病棟ナースのための 精神症状と くすりの知識

姫井昭男 著

contents

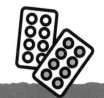

4章「うつ」と抗うつ薬

5章 睡眠薬

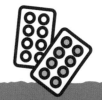

6章 老年期精神障害（認知症とせん妄）

1章

精神科の考え方の
基本を
押さえておこう

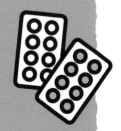

精神疾患をとらえるための
定義と分類

　まずは、精神疾患がどのような「病気」であるかについてお話を
していきましょう。

精神疾患の精神医学的な病因の定義

　図 1-1 は、「古典的な」精神医学的な病因の定義ですが、今でも
十分に使えて、とてもわかりやすい概念です。ドイツ精神医学が精
神医学の最先端だった 19 世紀ごろは、精神疾患をこのように体系
的に考えていました。

　現代では、「てんかん」は、精神科よりおもに脳外科が担当する
疾患ですが、てんかんの成因がわからなかったころには、精神科が
担当していました。というのも、てんかんを治療する薬剤がなかっ
たころには、発作が止まらず重積して何度も発作を繰り返し、それ
が原因で精神症状が生じることが多かったからです。

統合失調症	→	「人格」の病
気分障害 （双極性障害）	→	「気分」の病
神経症	→	「知覚認識」の病
てんかん	→	「器質」の病

図 1-1　精神医学的な病因の定義

現在でも発作のコントロール不良で、精神症状を伴うケースでは、精神科でも治療をしますが、てんかんを専門にしている精神科医が診療するてんかん外来や児童思春期外来といった特別な専門外来で治療されることが多いでしょう。

本書で取り上げるのは、統合失調症、気分障害、神経症の３つ

　話を戻しますが、図1-1の分類で今回勉強するのは上記の３つになります。そのなかでも統合失調症や気分障害の回復には、われわれ医療者の直接アクションが重要になります。医師による薬物療法と、看護師の皆さんの看護的支援によって治療され、症状がコントロールできるものです。

　神経症とは、20年ほど前までは「〜神経症」と呼称されていた精神疾患で、症状が著しいときには、一時的には薬物療法を行いますが、治療の主幹は認知行動療法やカウンセリングです。興味がある方は「認知行動療法」を勉強していただけたらと思いますが、本書では割愛します。

まずは統合失調症と気分障害について学ぼう

　その昔、統合失調症は「人格」の病といわれていました。近年のアメリカ中心の精神医学の考え方だと「人格」の病のイメージはパーソナリティ障害になります。ここでいう「人格」とは、社会生活のなかでの自分がどのような振る舞いや立ち位置を示すかという社会性骨格を成すもののことです。

統合失調症とは

　統合失調症は、治療薬がなかった時代には、幻覚や妄想などの病的体験に支配され始めると解放されることはなく、病気はどんどん悪い方向に向かいます。人と接触すればそれが刺激となって症状は悪化するため、社会との関係を断つようになり、最後には社会性をなくして人間らしさを失ってしまいます。これを「人格が荒廃する」と表現していました。ですから**統合失調症は「人格（社会性）」の病**なのです。

気分障害とは

　2つ目の気分障害は、誰にでもある気分の変化の幅に異常がある精神疾患で、「うつ病」、「躁病」、躁とうつの両極を示す「双極症（双極性障害）」があります。「気分」の病といういい方をします。病気の正体は、**気分の波の振れ幅が異常である**ということです。「双極症（双極性障害）」は、「うつ」と「躁」の出方によって1型と2型に分類しますが、これは体系理解に関係ないのでここでは割愛

します。

　「気分」の病は、基本的には脳のなかで起こっている機能的なトラブルのため、ほとんどのケースは薬物療法で症状は抑えられますが、"脳の性質"でもあるため、**「完治」はなく「寛解」**であり、治療が長期に継続されることもあります。

　古い考え方ですが、まずはこのような分け方で、頭のなかを整理してください。

＊　　＊　　＊

　というのも、近年の精神科の考え方（診断）は症状項目に当てはめる診断基準があって、それに当てはめようとすると、当てはまらないケースがたくさん出てきてしまいます。そうすると無理にどれかに当てはめてしまう。それが原因で間違った治療＝薬剤を選択したり、「分類不能」や「そのほかのまれな疾患」という分類にせざるを得なくなるのです。これを「ゴミ箱診断」といいますが、これが原因で患者さんと医療過誤のトラブルが生じていることが増えているため、このお話をしました。

精神科と脳外科はソフトウェアとハードウェアの違いで考える

　先ほど、てんかんは脳外科が治療を担当するという話をしましたが、精神科で治療する疾患との違いについて説明します。

　脳の活動とか機能というと、とくに救命救急が専門の人は「意識障害」をイメージすることが多いでしょう。意識障害の診方ですが、「意識がない」という客観評価では考え方が2つあります。それは「精神科的」と「脳外科的」なとらえ方です（図1-2）。これらの違いをわかりやすくするために、スマートフォンやパソコンを例に考えます。

意識障害のとらえ方

　スマートフォンもパソコンも人間の脳を模して造られていますが、ちょっとトラブルがあると、たまにうまく動かないときがあります。それがシステム（OS）のトラブルなのか、機体（ハードウェア）のトラブルなのか、素人ではわかりません。「なんだか動かないんだけど……」となります。

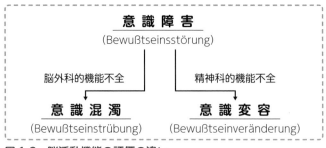

図 1-2　脳活動機能の評価の違い

意識障害は電源は入るものの使えない状態を示し、精神科的な問題の場合は、**システムトラブル、つまりソフトウェアの問題で「機能異常」**の状態、脳外科的な問題の場合は**機体が壊れているトラブル、つまりハードウェアの問題で「器質異常」の状態**ということなのです。

意識があるかないか、はっきりとはわからないけれど、精神的な問題の場合は、なんらかの反応がトラブルを起こしていて、「ソフトウェアの不具合」です。ソフトウェアのトラブルは薬物療法で対処し、ハードウェアのトラブルは部品交換（＝手術）して対処するという考え方です。

認知症はハードウェアの問題

このような考え方でいえば、この本の後半で解説する**「認知症」は、脳の萎縮や、変性する器質性の疾患**ですから、「壊れて」しまっているわけです。ということは、ソフトウェアの問題ではない。ソフトウェアの問題でないのだから、基本的には**薬物療法でコントロールするのはむずかしい**という訳です。

ですから、ほかの方法で対応しなくてはいけません。またパソコンなどにたとえますが、ある機能が使えなくても、アプリケーションをうまく使ってなんとかできないかと考えますよね。認知症もそのように考えて治療しているわけです。

詳しくは後でお話しますが、ここで知識として知っていただくのは、**現状の認知症の治療は対症療法で、根本解決はできない**ということです。

精神疾患は遺伝するのか？

精神疾患を発症させる遺伝子は発見されていない

　私は、長く精神疾患の遺伝研究をしていたことから、患者さんにもよく「精神病は遺伝ですか？」と聞かれました。精神科の疾患は「家族集積性」が高いのは事実です。皆さんも、臨床経験で、精神疾患と診断されていなくても、「困った入院患者さん」に遭遇した際、そのご家族に協力を求めようと、事情を説明したところ、同じような考え方や態度でさらに困ったといったような経験があると思います。

　そのような経験からも、精神疾患は遺伝するのではないかと考えたりするかもしれません。「家族集積性」が高いにもかかわらず、**精神疾患が遺伝することは研究結果からも否定**されています（**図 1-3**）。つまり精神疾患を発症させる遺伝子は発見されていないのです。

精神疾患は遺伝するのか？

- 内因性精神病には家族内に多発の傾向はあるが発症にかかわる遺伝子は見つかっていない
- ストレス感受性や行動様式は、遺伝する可能性がある
- 生活環境、とくに養育の方法によって連鎖する精神疾患はある

図 1-3　精神疾患発症の脆弱性

「思考・行動様式の遺伝」はありうる

　ただ、遺伝子はなくても遺伝する部分があります。それは、家族は同じ環境で生活するため、そこで育つと反応や考え方が刷り込まれて似てきます。これを「思考・行動様式の遺伝」といいます。「こういう状況になれば、このような反応をする」、これが遺伝しているということです。

　病気でない部分の遺伝子の関与による思考・行動様式の遺伝もあります。たとえば早くに親が亡くなっていて、子どもは昔の親の行動を見たこともないのに、その親を知っている人から、「お父さん（お母さん）とそっくりな行動」ということが起こります。これは遺伝子に組み込まれた「遺伝」ということになります。とくに反応としての不安（驚き方）とその程度やストレスに対する弱さは「遺伝」するのです。

もし患者さんやご家族から聞かれたら、こう答えてください

　患者さんやご家族は、医師には遺伝についての話は聞きにくいようで、看護師の皆さんに質問されることがあるようです。とくに当事者から、将来子どもを持とうと考えている場合に、「精神の病気って遺伝するんですか？」と質問されることがあります。

　そのときには、「ほとんどの精神疾患は、遺伝しないといわれていますので遺伝のことで悩まないことです。一部、遺伝子がわかっている精神疾患はあるようですが、それは調べればわかりますので担当医に相談してみてはどうでしょう」と回答してください。

パーソナリティとキャラクターの違い

　よく混同するので覚えておいてほしいのが、「パーソナリティ」と「キャラクター」の違いです（**図1-4**）。

　パーソナリティは、その人がその場に応じて変えられるものです。ですから「パーソナリティ障害」は、治療を受ければきちんと治ります。たとえば内弁慶で家では偉そうなのに、外にいたら猫を借りてきた……みたいな人がいたとします。これは、場面によってパーソナリティを切り替えているということです。

　「社交」にはパーソナリティの切り替えが必要ですが、パーソナリティ障害は切り替えがうまくできず、どこに行っても同じように振る舞ってしまうので、問題が起こるわけです。これは育った環境が強く影響しています。いろいろな研究がありますが、たとえば、遺伝子背景が同じ双子や三つ子の研究では、離れて暮らしているとパーソナリティはまったく違います。

Personality
- 思考、行動などその人物の特性
- すべてで形成される社会性

Character
- その人物の生まれ持った癖や遺伝的な背景で作られる個性

Personality ≠ Character

図1-4　「パーソナリティ」と「キャラクター」の違い

　ただ「キャラクター」、たとえば体つきだとか動き方の癖だとか、ストレスを受けたときの反応などは同じになります。それがキャラクターであり遺伝するものです。

　余談ですが、街中に、どのようなライセンスを持っているのかよくわからない自称カウンセラーという人が経営する、「性格を変えてみたい人、カウンセリング受けませんか」という看板を目にしますが、性格は変えられません。パーソナリティを変えましょうというなら、話はわかりますけど……。

＊　　　＊　　　＊

　ここまでが、精神科でとくに知っておいてほしい違いです。ここからは、精神症状が生じるとき、脳のなかでなにが起こっているかについて、細かなことをお話していきます。

2章

精神症状と
脳神経伝達物質

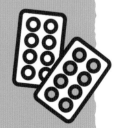

精神症状に関係する遺伝因子

人間の脳がやっていることは3つだけ

　人間の脳は、生まれてから死ぬまでやっていることはずっと同じです。「外からの刺激を受け取って」「それを脳神経に伝えて」「それに対して反応する」。この3つだけです。それをやっているのが脳神経伝達物質ですが、それらのタイミングや調整がうまくいかなくなったときに、精神症状が生じます（**図 2-1**）。

刺激に対する反応の脆弱性は遺伝する

　精神疾患が遺伝するかについては、1章で解説しました（→ p.16）。刺激に対する反応は遺伝します。ですから刺激に対する感受性や反

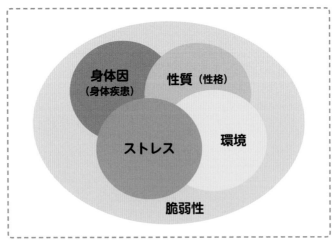

図 2-1　精神症状発現に絡む因子

応の**脆弱性は遺伝します**。

　その**脆弱性**の上にあるのが**身体的な要因**です。もともと身体が弱かったり、慢性疾患（持病）をもっていたりすると、刺激に対して耐性がなく、俗にいう"ひ弱さ"が目立ちます。さらに思考において、物事の受け取り方に一定の傾向があり、**自分からトラブルを呼び寄せやすい性質（特性）**の人がいるわけです。

　その上に、**育った環境や環境の負荷**などが、タイミングよく（悪く）重なり、**最後にストレス**が「ドン」と加わると、病気が発症するわけです。同じような遺伝的な背景をもって、よくない環境にさらされていても、**最後のストレスとなる出来事がない限り、病気が発症しない**わけです。遺伝的な背景がまったく同じでも、病気になるかならないかの違いはここです。

　ですから再発や再燃は、ストレスや生活環境など、どれか一つの因子でも調整できれば防げるといえます。皆さんが患者さんにかかわる際は、看護の視点から「こうすればいいのでは」とストレスを回避するための助言をしていただければ、薬物療法以上の治療効果が期待できます。

脳のどの部分でトラブルが起きているのか？

　次に、精神症状が発現しやすい状況のとき、脳のどの部分でトラブルを起こしているかをみていきましょう。図2-2は、脳の解剖・生理学を勉強するときに見たことがあると思います。ここでは運動に関する機能は精神症状と関係がないので、記載していません。

前頭葉

　精神医学で最重要な脳の部位は前頭葉です。ほとんどの精神科の病気は、前頭葉の機能トラブルによって生じます。図2-2にもあるように、前頭葉は、理性、社会性を創り出し、さまざまなことを推察したり考えたりする部位です。これらの能力は群れで生活する

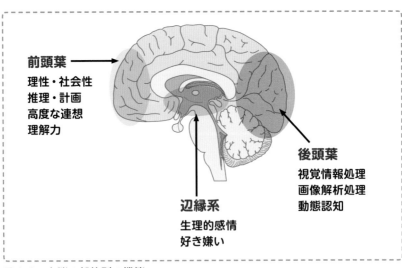

前頭葉
理性・社会性
推理・計画
高度な連想
理解力

後頭葉
視覚情報処理
画像解析処理
動態認知

辺縁系
生理的感情
好き嫌い

図 2-2　大脳の部位別の機能

霊長類に備わった機能ですが、人間だけが突出して発達した能力です。だからこそ、**精神科の病気は人間特有**のものなのです。

　脳の生理学的機能をすべて勉強し直してもらうのが理想ですが、精神疾患の理解を深めるのに手っ取り早いのは、昔の教科書を引っ張り出してきて、前頭葉のところだけでおさらいすることです。そうすれば、これからの説明が手に取るようにわかります。

　とくに認知症のケアで重視されている**周辺症状は、ほとんどが前頭葉の機能が低下することで起こる**ので、病態が把握しやすくなります。認知症患者が急増する現代では、診療科に関係なく、認知症にかかわらなくてはいけない状況になるので、先を見越した勉強として復習されることを勧めます。

後頭葉

　後頭葉の機能を精神科で治療することはありません。**いろいろな外界からの刺激、つまり見たり聞いたりして、知覚察知するのが後頭葉の機能**です。妄想や幻覚を生じている場合、外界からの刺激は存在しないため後頭葉は活性化しませんが、本来、活性するべきではない部分（側頭葉）が活性化して、「ない」ものを「ある」ように感じてしまいます。

辺縁系

　3つ目が辺縁系ですが、人間が好き嫌いと感じる、たとえば一目ぼれをしたりとか、この人は生理的に合わないといったことを感じたり、不安や不快、「なにかおかしいぞ」という違和感を感じるのは、この部分です。また、この部位は抗精神病薬による薬物療法の副作用の発現に大きく関与します。

現代社会では、毎日のようにさまざまなことが変わっていき、それに合わせなくてはいけない、反応しなければなりません。**そうした刺激下では、辺縁系はつねに活性化させられて、疲弊しがちです。**そんな**辺縁系の近くに、不安の中枢があります。**そのためちょっとしたことで不安になったり、取り乱したりするのです。薬物療法で治るものではない、適応障害が増えているのは、**辺縁系を酷使しすぎている**からかもしれません。

神経細胞の接合部で起こっていること

図 2-3a は、脳神経のネットワークを拡大して模式図にしたものです。神経細胞の中央を切り取って内部を見てみると、**図 2-3a** のような構造になっています。**球状の部分が神経核**で、1 つの神経細胞に接するように伸びている**管状の構造物が樹状突起**です。神経細胞はたくさんのさまざまな神経細胞とつながって、脳内で大きなネットワークをつくっています。

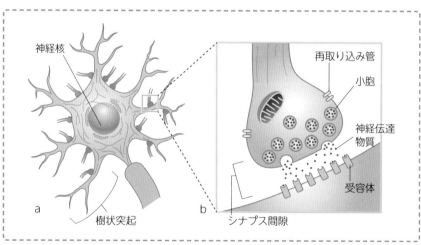

神経核
再取り込み管
小胞
神経伝達物質
受容体
a
b
樹状突起
シナプス間隙

図 2-3　脳神経細胞のネットワーク（a）と接合部（神経終末／b）

■ 神経終末と神経伝達物質

図 2-3a を細分化したものが図 2-3b です。この 図 2-3a の□で囲んだ部分が神経細胞の接合部分で、さらにこの接合部分を拡大すると 図 2-3b の模式図のような構造になっています。この神経の先の丸い先端部分を「神経終末」といいます。1つの神経細胞から信号が電気的に伝わって神経伝達物質が放出され、次の神経の表面にその神経伝達物質が結合し、信号を伝えていることがわかります。

先ほどもお伝えしましたが、人間は生まれたときから、**外界からの刺激を感覚器で受け取って、それを脳神経に伝えて、それに対するアクションを出力する**という3つのことだけが、生きている間、繰り返されているのです。この過程で重要な役割を担うのが、神経と神経の接合部（図 2-3b ）です。

神経終末のなかにある、袋状の小胞に神経伝達物質がたくさん詰まっています。神経細胞に電気信号が伝達されると電気的に変性を起こして、細胞膜と小胞が融合し、この小胞から神経伝達物質が放出されます。そうすると、次の神経細胞の表面にある**受け皿のような「受容体」**とよばれる部分に神経伝達物質が結合します。ある程度の数の受容体が結合状態になると、その神経細胞の細胞膜に電荷が生じ電位差が生じて電気信号が発生して、次の神経細胞へと伝達が生じるのです。

たとえば、「ちょっと痛いかな」と感じて、次に「痛い！」となる瞬間がありますが、それは、この神経伝達物質が1個、2個結合すると「ちょっと痛いかな」、3個、4個結合したところで、次の「痛い！」となるわけです。

受容体に結合した神経伝達物質は、時間が経つとポンと弾かれるように離れます。同じような信号が加わり続けて、神経伝達物質が次から次へと出てきて、いったん離れたものも、また受容体に結合することもあります。それが延々と続けば、信号が止まらなくなってしまいます。そうならないように、神経終末と受容体の間（シナプス間隙）を漂っている神経伝達物質は、**図 2-3b** の神経終末細胞側にある「再取り込み管」から再取り込みされて、リサイクルする仕組みになっています。ほとんどの神経伝達物質の神経接合部では、同様な仕組みが備わっています。

精神科の薬のはたらき

　精神科で処方される多くの薬剤が、脳内でどのようなアクション
をしているかというと、図 2-3b で起こっている過程のどこかに
はたらきかけていると考えてもらえば、理解しやすいと思います。
神経伝達物質はたくさんありますが、精神疾患や精神症状を理解す
るために皆さんが知っておくべきなのは、図 2-4 のなかの赤字の
神経伝達物質だけです。

薬剤でコントロールできる神経伝達物質は5つ

　神経伝達物質には十数種ありますが、今のところ、薬剤でコント
ロールできるだろうといわれている神経系は、ノルアドレナリン、
セロトニン、ドーパミン、グルタミン酸、GABA です。

　アセチルコリン、ヒスタミン、グリシンは、まだコントロールが
むずかしい神経伝達物質です。アセチルコリン神経系をもっとコン
トロールできるようになれば、もっと効果を実感できる認知症の治
療薬が登場するでしょう。

●アミン系伝達物質
　アセチルコリン
　ドーパミン
　ノルアドレナリン
　セロトニン
　ヒスタミン

●アミノ酸系伝達物質
　グルタミン酸
　GABA
　グリシン

図 2-4　神経活動とかかわりの深い神経伝達物質

アレルギー疾患とくに花粉症だという人は多いと思いますが、**ヒスタミン**を完全にコントロールできるようになれば、眠くならない抗アレルギー薬ができるでしょう。

　グリシンはアミノ酸系の神経伝達物質の一種ですが、脳神経ネットワークの伝達スピードの向上に関与していることがわかっていますから、もしグリシン神経系をコントロールできるようになれば、天才を創り出す薬が生まれたり、グリシンに関連する認知症の治療薬が登場するかもしれません。

薬物療法でコントロールできる神経系は3つだけ

　見つかっている神経伝達物質は十数種あるのですが、なかでもなんとか薬物療法で機能に変化を与えられる（改善させることができる）のは、たった5つです。

　そのうちグルタミン酸とGABA神経系に作用する薬剤は、不調を完全にコントロールできているとはいえません。今後もっとGABA神経系がコントロールできるようになれば、不安障害やパニック障害などで、生活に支障が出ることは少なくなるでしょうし、グルタミン酸神経系が完全にコントロールできるようになれば、今までだったら手術でしか対応ができなかった難治性てんかんの発作が抑えられるようになるかもしれません。

　精神科の薬物療法で効果しているといえるのはドーパミン、ノルアドレナリン、セロトニンの3つの神経系だけといっても過言ではありません。それでも精神疾患における薬物療法で多くの精神症状が改善しているのはなぜでしょう？　それは、この3つの神経伝達物質が、ほとんどの精神活動機能を担っていて、とくに人間らしさを表しているからです（図 2-5）。

●新規探求と想像	●ストレスの反応	●調節と防御機構
ドーパミン	ノルアドレナリン	セロトニン

図 2-5　神経活動と密接にかかわる神経伝達物質

ドーパミン

ドーパミンは「新規探求と想像」のホルモンといわれます。サルと人間では、人間のほうがドーパミンの神経系が発達して活性され、人間がサルよりも進化しているのは、ドーパミン神経系の発達のお陰といっても過言ではありません。

新規探求とは「飽くなき追求」を行うことですから、ドーパミン機能が発達しすぎているから「依存症」にもなってしまうわけです。自然界にいる動物に依存症はありません。肥満や2型糖尿病の動物は、自然界にはいませんよね。自然界では食べる量をコントロールできるのですが、人間は「飽くなき追求」の結果、食事の行動自体にドーパミンが出てしまい、依存症のように**「コントロール障害」**が生じてしまうのです。

それでも、人間が生活をするうえではドーパミン神経系の発達はなくてはならないものなのです。

ドーパミンが減り続ける神経疾患はあります（パーキンソン病）が、精神疾患は今のところ見当たりませんが、増える病気は存在します。ドーパミンが増えすぎるとどうなるかというと、刺激に対して伝達される信号が強くなったり、本当はない信号が伝わる、つまり「ない」ものを「ある」ように感じてしまうのです。過剰な反応や幻覚が生じるのです。

ノルアドレナリン

ドーパミンが分解されてつくられるのが、ノルアドレナリンです。**ノルアドレナリンは「ストレス反応」のホルモン**ともいわれていますが、ノルアドレナリンの形ではそれほど長くとどまっていません。

ドーパミンからつくられた後、さっと次の物質であるアドレナリンに変化します。

　人間がなにかを追い求めるとき、「あそこになにがあるかもしれない」と感じるとドーパミンが出ますが、そこへ「歩いていく」運動が必要となります。興味や関心に対して、効率よく身体を動かすためにドーパミンをノルアドレナリン、ノルアドレナリンをアドレナリンへとスムーズに変えていくシステムが整っているわけです。

セロトニン

　セロトニンは「調節」と「防御機構」のホルモンです。人間はさまざまな環境に適応しますが、その際にはたらきます。人間の調節と制御機能が生理機能的にほかの動物と比較して非常に優れているのは、このセロトニン神経系によるのですが、それだけ繊細でもあるため、セロトニン神経系にトラブルが起きると、さまざまな精神症状が出現する起源にもなるのです。

精神活動と脳神経ネットワーク

グルタミン酸の分布

1 グルタミン酸神経系は脳内最大の神経ネットワーク

ところで、人間の脳全体でいちばん多い神経伝達物質はなんでしょうか。それはグルタミン酸（図2-6）です。

昭和30～40年代、グルタミン酸神経系が脳の全体的に張り巡らされていることがわかってきたとき、グルタミン酸の活性をよくすれば、頭がよくなるという話が出てきました。グルタミン酸は旨味のアミノ酸で、ちょうどそのころグルタミン酸を主成分とする化学調味料が発売されて、その販促として"たくさん摂ると頭がよくなる"というキャッチフレーズがあったほどです。

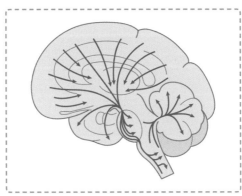

図2-6　グルタミン酸の分布

実際にはまったくそんな効果はなく、取り過ぎによる神経障害（しびれなど）が生じたという報告があります（精神科的にはグルタミン酸を過剰摂取すると睡眠障害やひどい場合には幻覚が生じる可能性があるのです。これは後でお話する認知症の周辺症状の原因にも関係することです）。

このように、脳ではグルタミン酸神経系が脳全域に発達しています。グルタミン酸神経系のトラブルとしては、脳に傷があったりすると、その部分のグルタミン酸神経が信号伝達の行き場を失って電気を溜めてしまい、限界となって発火して、てんかん発作を起こすのです。ですから、薬剤でグルタミン酸神経系をもう少しコントロールができるようになったら、手術が必要なてんかんを薬物療法でコントロールできるようになると期待されています。

② グルタミン酸神経系は高齢者のてんかん発作に強く関連している

グルタミン酸神経系の機能を知ることは、今後、高齢者が増える時代にはとくに大事な知識となってきます。なぜかというと、脳の器質が変性する認知症になった場合や、頭をぶつけて脳に小さな傷が生じた高齢者は、それらが原因（＝てんかんの発作焦点）となって、てんかん発作を起こす人が多いのです。ですから、グルタミン酸神経系をコントロールできる薬剤は、これからの時代さらに必要とされる薬剤となります。

1 前頭葉に集中するドーパミン神経系

次はドーパミンです。ドーパミン神経系の線維の走行は、**図 2-7** のように脳の中心部から前頭葉に偏って存在しています。とくに「人間らしさ」をつかさどっている前頭葉を中心に分布しているのです。人間が覚醒している状態で脳を使っている間は、この部分がフル稼働しています。

脳とコンピュータは同じで、活動している（＝情報処理をしている）と熱を発生します。進化学学者はおそらく放熱のための表面積を増やすため、前頭葉の前面にあたる顔や額には体毛は少なく、また人間は猿より額が広いのだと考えているそうです。

さまざまな事象に対して、興味を持ったという感覚の信号を発するのが〇で囲んだ部分のドーパミン神経ですが、前頭葉に向かう信号だけでなく、この部分のすぐ後ろに身体の動きがぎくしゃくしな

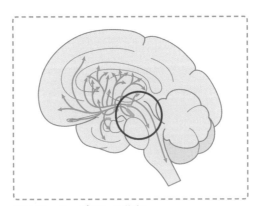

図 2-7　ドーパミンの分布
〇は黒質線条体の位置

いように、円滑に動かす役割をもつ黒質線条体があります
（図2-7）。これもまたドーパミンの支配によって機能しています。
この黒質線条体のドーパミン神経系機能は、運動を円滑にする機能
と最小限で無駄なく動けるように身体をコントロールする機能があ
ります。

② ドーパミンが減って生じるパーキンソン病

　ここになんらかの原因でトラブルが生じるとドーパミンの放出量
が減ります。ドーパミンが減ることで生活に支障が生じる疾患、そ
れがパーキンソン病です。

　パーキンソン病は、黒質線条体のドーパミンの分泌量が勝手に
（原因不明）減ってくる病態ですが、抗精神病薬を服用すると黒質
線条体のドーパミン分泌量には問題がないのに、ドーパミン受容体
が抗精神病薬でブロックされてしまう状態となり、その結果「薬剤
性パーキンソニズム」が生じるのです。

セロトニンとノルアドレナリンの分布

　次はセロトニンとノルアドレナリンです（図2-8）。すべてでは
ないですが、この２つの神経系は脳内の同じ部位を並走して分布
していて、双方向に干渉しあっています。

① セロトニン神経系はノルアドレナリン神経系の暴走制御の
　　役割

　セロトニン神経系は、調整（調律）を行う機能があり、ノルアド
レナリン神経系を普段は活性発現させないようにしています。ノル
アドレナリン神経系がストレス反応をつかさどる神経伝達物質なの
で、いざというときに活性させるためです。ノルアドレナリン神経

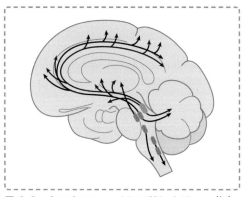

図 2-8　セロトニン・ノルアドレナリンの分布

系が普段から暴走しないように、セロトニン神経系が横に沿って走って見張っている感じです。

　ノルアドレナリンとセロトニンの生理機能については、後でさらに詳しく説明します。

相互ネットワーク化のメリット・デメリット

　グルタミン酸、ドーパミン、セロトニン・ノルアドレナリンの走行を全部重ねると **図 2-9** のようになり、脳の中で相互にネットワーク化しているのがわかります。

1 相互ネットワーク化のメリット

　首都圏の交通網には、JR、私鉄、地下鉄などがあるように、脳もすみずみに至るところにネットワークをもっています。グルタミン酸神経系をこの交通網でたとえると、脳全体を大きくカバーするインフラのようなもので JR、主要都市を結ぶ私鉄がセロトニン神経系とノルアドレナリン神経系です。意味があって併走していると

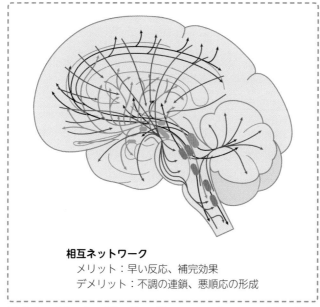

相互ネットワーク
メリット：早い反応、補完効果
デメリット：不調の連鎖、悪順応の形成

図 2-9　グルタミン酸、ドーパミン、セロトニン・ノルアドレナリンのネットワーク

ころもあり、都内中心部に集中し、細かくカバーする地下鉄がドーパミン神経系とたとえれば、機能の理解も深まります。

　どこかで交通機関にトラブルが起きても、乗り換えて、なんとか目的地にたどり着けることで、全体の活動を停止させないことを意味します。また、多くの情報（乗客）を効率よい結果（目的地）に導くのも、このネットワークのおかげです。なにか問題が生じてもすばやく反応することができ、補完することが可能なのです。

2 相互ネットワーク化のデメリット

　ただ、トラブルが長く解決しない状態に陥ると、補完しきれなくなり、各神経系に普段と違ったさまざまな反応が起こります。各ネットワークのキャパシティによっては、その限界を超えてしまい、ト

ラブルの元凶でなかったネットワークにも新しくトラブルが生じるという影響が出てしまいます（事故処理が遅れると都市交通機能全体が麻痺してしまう経験からもイメージできるでしょう）。このように人間の脳の神経ネットワークは高度であるメリットがありますが、それゆえのデメリットもあるのです。

　起源となったトラブルは小さくてもそれが適切に処理されず、解消されるのに時間かかってしまうとトラブルが大事になります。精神疾患は症状が生じた初期に対処（治療）せずに、時間が経ってしまうと治りが悪いのは、こういった神経系ネットワークも関係しているのです。

ストレスと精神症状

　神経ネットワークでトラブルが起こるのはどういうことかを、簡単な図式で示すと 図2-10 のようになります。ストレスは人それぞれなので、良いストレス、悪いストレスがありますが、ここでは、ストレスを「過剰な負荷やそれが長期化した状態」と定義します。

興奮・過敏

　人間は、少しでも普段と違う状況にさらされると、反応は防衛的に過敏となります。たとえば、嫌なことがあったときに人に声をかけられると、ぶっきらぼうに「なに？」と語気を強めに返事をしてしまったり、言葉の抑揚で相手を傷つけたり不快にしてしまうことがあります。これは、**ストレスの初期症状として興奮が生じている**ためです。

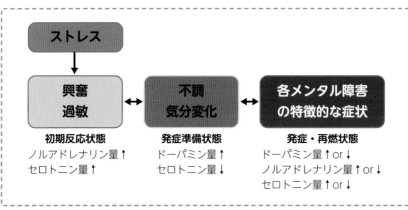

図2-10　ストレスと精神症状

■ そのとき脳で起こっていること

そのときに神経系でトラブルを起こしているのが、ノルアドレナリンです。**ノルアドレナリンの放出量が増えている**わけですが、それを調律するために**セロトニンは放出を増量して、興奮の火消しをする**わけです。

その段階で是正できればよいのですが、できないときもあります。しかし、この段階では治療が開始されることは滅多にありません。「メンタル障害」の症状とはっきりわかるほど悪くならないと、受診してくれないからです（ただ最近はこの「興奮」「過敏」の段階にも達していない状態の人が、精神科を受診する人も増えており、それはそれで問題です）。

再発のケースでは、症状が再燃する予兆があるのに当事者は気づいてないことが少なくありません。ですから家族や支援者には、周りから見ると「なにか違う？」程度のことでも、気が付いたら医療者に情報を提供してくださいと伝えておきます。

不調・気分変化

図2-10 の中央のステージを超えてしまうと、医療が必要となってしまいますから、この状態をいち早く察知し、原因となっているストレスを取り除き、休息をとることで、次のステージに進まないようにする必要があります。ただ、精神的不調が身体の不調として出現したり、普段の生活でも感じる程度の気分の変化や浮き沈み程度だと誤認されてしまうと、それらが**「精神の不調のサイン」**であっても見過ごされてしまいます。

精神的不調が身体の不調や気分変化として現れる場合の特徴は、

変化のスピードがとても早いことが挙げられます。身体の不調では
じわじわではなく急激に悪くなったり、気分のムラにしても落ち込
んでいたと思ったら、かっとなって怒り出すなど、エネルギーが上
がったり下がったり乱高下する感じです。

■ そのとき脳で起こっていること

　そのとき神経伝達物質には、どのような変化が起こっているので
しょうか？　ドーパミンは外的な刺激に反応するものですから、ス
トレス刺激があるとき、脳ではドーパミン神経は継続的にドーパミ
ンを放出する状態にあります。ところがストレス反応が生じている
ときは、ノルアドレナリンが多量に放出されることから、原料であ
るドーパミンは代謝されるため、ドーパミン量は大きく変化なく、
このステージでの関与はみられません。そのため、**ノルアドレナリ
ンの不均衡を調整するために、セロトニンが用いられます。**ところ
が、困ったことにその調整に使われる量が少なくて済んでも、セロ
トニンはもとからストックの余裕がなく、またドーパミンやノルア
ドレナリンの生合成のスピードと比較して遅いのです。

　ストックがなく、**生合成が遅いセロトニンを使ってしまうと、恒
常的に必要な量よりも少なくなってしまう**わけです。これがほんの
一時的なことで、このステージの初期に調整できれば、次のステー
ジに進まず精神症状の発現は抑えられて、治療（＝服薬）しないで
も回復することができます。

　つまり、精神科の治療として薬物療法を必要とするかどうかは、
このステージを超えるか超えないかなのです。精神科では病初期に
治療を開始すれば、薬剤量も少なく服薬期間も短くなりますが、「早
めの受診でよかったですね」といえるのは、このステージへの移行
を予見できたということです。

　精神疾患はその種類によって、関係する神経伝達物質が違います。たとえば、統合失調症で調子が悪いときはドーパミンとノルアドレナリンがとても増えていて、セロトニンは減っています。うつ病では、ノルアドレナリンもセロトニンも減っていますが、ドーパミンが変化する場合とそうでない場合があり、さまざまなパターンがあります。いずれにしても神経伝達物質のホメオスターシス（恒常性）が、生理的にコントロールできなくなって、その放出量に異常をきたしている状態になっていると思ってください。

■ 神経伝達物質の負の相互作用

　その神経伝達物質のホメオスターシスの破綻を、神経伝達物質の量の変化からみたプロセスで理解しやすいように単純化した図が、**図 2-11** です。

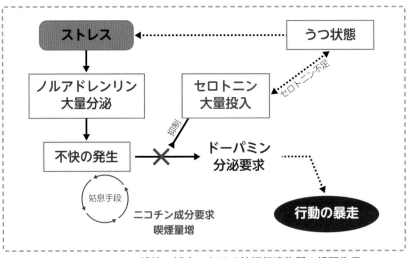

図 2-11　ホメオスターシス維持・補完における神経伝達物質の相互作用

　どんなときでもそうですが、ストレスがかかってノルアドレナリンがたくさん出ると、それによって「不快」が生じるので、それを是正するために調整役のセロトニンが大量に投入されます。先ほども説明しましたが、セロトニン量は余裕がないので、すぐに調整が間に合わなくなり、セロトニンが足らなくなってしまいます。セロトニンが足らない状態になると気分が沈みます。その気分の沈みが新たなストレスになって、悪い循環が生まれます。

　この悪い循環もなんとかホメオスターシスを是正しようとしての対応ですが、それでは対応しきれなくなると暴走状態となり、ドーパミンが動員されてしまうのです。**ドーパミンの放出量が過剰となると、行動が暴走します**。うつ状態でみられる「自殺」は、このような暴走によって衝動性が高まり、行動化に至ったと考えられます。また双極症（双極性障害）では、最初はうつ病のような病態に見えていたのが、しばらく経ってから躁状態に変化し、その後、躁状態が顕在化してしまうときも、ドーパミンが関与しているのです。

精神疾患と喫煙の関係

　ニコチンは体内に存在し、緊張の緩和や覚醒度を高めることで刺激に対する処理能力を上げる役割をします。喫煙する人の場合は、外的なニコチンでこの神経系への作用を肩代わりさせているため、少しでも不調を感じると喫煙行動を起こします（**図2-11**）。精神疾患をもつ人に喫煙者が多いのは、このような**ニコチンの摂取によって自己治癒能力を高めようとしている**ともいえます。発症してから喫煙を始める人も少なくありませんが、もともと喫煙習慣がある人はストレスに脆弱性があると考える研究者もいます。

指のヤニ焼けは重要な観察ポイント

　治療を長期間受けず、喫煙で症状を緩和させていたとみられるケースでは、タバコの吸い方が尋常ではありません。指を見ればよくわかりますが、タバコをフィルターぎりぎりまで深く吸うため、人差し指と中指がヤニで焼けています。逆に、指がヤニ焼けしているのをみれば、なにかしら精神的な不調や病気を抱えている可能性のある人だということもわかります。

　認知症で、タバコを吸うことも忘れてしまったけれど、指にヤニ焼けがみられるケースでは、周辺症状としてせん妄を起こしやすかったりします。ですから既往に精神疾患がなくても、喫煙するかどうかだけでなく、**まず指を見ることも重要な観察点**となります。

＊　　＊　　＊

　このように、脳内で神経伝達物質が普段と違った動態が起こっていて、さまざまな神経伝達物質が絡み合っていることをイメージしながら次の各論を理解するようにしましょう。

3章

抗精神病薬

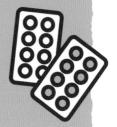

病的体験は
どのようにして生じるのか？

　まずはドーパミンについてです。ドーパミン神経系にトラブルが生じるのは、ドーパミンの放出量が多くなっているときです。「どうしてよいかわからない」という状態に興奮や幻覚・妄想を伴っているため、自己努力で改善は困難です。ですから治療介入が必要になりますが、それには抗精神病薬を用いて行います。抗精神病薬がどのように効果するかを理解するには、幻覚・妄想といった病的体験が、どのようにして起きるのかを知っておく必要があります。

脳と神経の3つの役割をおさらい

　2章でも説明しましたが、人間が生まれた瞬間から死ぬまで、脳は3つの動作しかしていません。これを情報処理の観点からみてみると 図3-1 のようになります。脳と神経の役割の1つ目は、**外からの刺激に対する「情報の収集」**です。2つ目は、その**情報を神経の電気信号に変えて、脳に伝えること**です。これが「情報の処理」です。脳に信号が伝わった後に脳はどうするのか。3つ目の「情報

---

1. 情報収集
　　まわり（外界）からの刺激を受ける

2. 情報処理
　　適正な信号（インパルス）に変換する

3. 情報解析
　　情報に対しての答え（判断）を出す

図 3-1　脳の役割

の解析」というのは、刺激に対して「アクションを起こす」ということです。それぞれの段階で高度な仕組みがあって、どの部分でトラブルが起こるかによって症状が違います。薬物療法で改善が期待できるのは、この３つのプロセスのどこにあたるかを考えてみます。

「情報収集」でのトラブル（図3-2）

　まず１つ目の「情報収集」のときに生じるトラブルとは、どのようなものでしょうか？

　ストレスを感じていると、もともとの刺激より過剰に感じてしまうことがあります。たとえば怖い映画を見た後、脳が興奮したままの状態だと、小さな物音にビクっとしたりしますよね。普段だったら気にもしないこと（＝情報）が、もともとの情報よりも修飾され、過大になって伝わっているということです。まず「情報収集」という最初の段階でトラブルが生じているので、問題はさらに複雑になります。

　次の段階ですが、人間の脳は、受けた刺激を脳のなかのさまざまな過去の情報と照合するのですが、このように脳が興奮している状

「情報収集」でのトラブル

ストレス下の過敏 ＝ 過剰な情報
↓
過剰な情報 ＝ 不正確な情報
↓
不正確な情報 ＝ 誤った記憶

図 3-2　「情報収集」でのトラブル

態では、防衛反応的に過去のよくない情報と照合して、悪いほうに考えてしまいがちです。情報が修飾されて事実と違う情報に加工され、誤った受け取り方・解釈をする、これが「妄想」となるわけです。

また、その妄想は間違ったまま記憶となり、構築されて訂正不能となってしまうのです。症状がよくなっても、幻覚・妄想状態のときの体験を否定できない理由はここにあります。

「情報処理」でのトラブル（図3-3）

こうして間違った情報が次々と入ってくると、脳はどのように処理をすればよいのか考える余裕がなくなります。その結果、情報を間引きして処理することでなんとか整合性をつけようとします。そうなると、入力された情報は断片化されたイメージとして、脳に認識されます。

たとえば皆さんも、目は開いていても、考え事をしていると目前のことがわからないことってありますよね。たとえば、叱責されて苦言を言われ続けている場面では、あれこれと対処を考えながら聞いていたりして、途中から相手の言葉が頭に入らなくなり、「わかっているのか！」とさらに叱られ、「すいません、わかりません」と答えた経験はないでしょうか？

```
「情報処理」でのトラブル
情報処理が遅くなる
↓
イメージが断片的となる
↓
物事の全体像が把握できない
```

図3-3 「情報処理」でのトラブル

この状況は、周りからみると「いや、わからないわけないだろう」となるのですが、脳が興奮してストレスが高い状態では、先ほど説明したように、刺激情報のイメージが断片化して、こうした取り乱しが誰にでも起こり得るのです。

とくにストレスへの脆弱性が高い人は、イメージが断片化した状態のとき、実際に動いているスピードに対して、シャッタースピードが遅いカメラで見ているような状態で、脳は間引きされたイメージで見えています。たとえば、正面を見ているときに目の前にいた人がさっと移動すると、移動したこと自体が認知できないため、「一瞬でパッといなくなっていた」「急に消えた」と感じます。またその逆で、急になにかが目の前に現れたと感じることもあります。それが「幻覚（幻視）」となるのです。

最初は情報処理が遅くなることで情報が断片化され、考え方・とらえ方が歪んでしまい、最終的に「妄想」や「幻覚」を創り出してしまうわけです。

「情報解析」でのトラブル（図 3-4）

こうした状況を経て、「どんなアクションを起こすか」という情報解析へとプロセスは進むのですが、それまでの段階が混乱してい

「情報解析」でのトラブル

考えがまとまらない
↓
意思決定できなくなる
↓
混乱して平常心を乱す

図 3-4 「情報解析」でのトラブル

るのですから、考えがまったくまとまらなくなるのは、至極当然です。結果として意思決定ができなくなり、混乱し、さらに興奮するという悪循環に陥り、ついには疲弊して脳の機能が低下すると不穏な状態となるのです。低覚醒状態もこれと同じように脳機能が低下しています。つまりICU症候群、認知症や向精神薬が効きすぎて鎮静が強いときに起きやすい「せん妄状態」は、同様のプロセスで生じるということがわかります。

　ですから、統合失調症以外で幻覚・妄想や不穏などの症状を認めた場合、このようなメカニズムを知っておくと、薬物療法で対応できるケースなのか、そうでない別の方法を用いて改善できるケースなのか、また予防できるのかを、見極めることができるようになります。

どんな症状として現れるのか？

　精神症状は、すべてが治療対象かというとそうではありません。どのような症状が治療対象となるのでしょうか。

　まず医療者が治療の必要性を判断するには、当事者がその症状についてどう感じているかは別として、客観的に、明らかに生活に支障をきたしているかどうかが鍵となります（図3-5）。

　幻覚や妄想があれば、当然、生活しにくいと考えます。それに感情のコントロールが不能になったり、判断や意思がコントロールできなくなることも、生活に支障が出ているはずと考えられます。

　ただし、"なにも訴えない""なにも答えられない"状態は、幻覚・妄想などの病的体験は存在せず、思考が停止している状態と思われがちですが、そうではありません。判断や意思決定はスピードが鈍化しているだけで、本当は意思決定でき、思考は止まっていないこともあるので、注意深い観察が必要です。

現実と非現実、自己と非自己

　若いときにこういった症状が生じると、現実と非現実、自分の内

- ●幻覚や妄想
- ●感情のコントロール不能
- ●判断や意思決定の鈍化
- ●現実と非現実、自己と非自己の認知の障害

図 3-5　生活に支障をきたす症状

的な空間と快適な空間の境界が判断できなくなります。これを**「自己と非自己の認知の障害」**といいます。むずかしい言葉ですよね。

　どういうことかというと、人間は誰でも、ひとりごとを言ったりすることがあります。「ひとりごと」というくらいだから、誰もいないと思って心のなかのことを言葉に出していて、そこに誰かいたことに気づくと、ちょっと恥ずかしかったりしますよね。**人間はいつも、「自分だけの空間か」と「他人とのいっしょの空間か」を、とても厳密に判断して行動に反映させています。**それが「自己と非自己」ですが、**認知の障害が生じると、それがなくなってきます。**すべての空間が自分と共有している空間、すなわち「自分のもの」となります。

　最近は、どこでも大きな声でしゃべったり、歌ったりする人を見かけますが、これは「自己と非自己」の境界がないのではなく、モラルが欠けているだけです。それとの違いを如実に表しているのは、精神疾患における「ひとりごと」すなわち"独語"です。相手が確認できないのにベラベラと会話しているような素振りを見たことありますよね。幻覚や妄想の世界の人と話している様子です。

　せん妄状態の高齢者がブツブツと言っていたりするのも、**現実と非現実の世界がシームレスになって、区別がつかなくなっているの**です。こういう症状が出ているときには、自分から問題意識を持つはずもないので、改善するためには、医療が介入しないといけないのです。ただ、先ほどもお話しましたが、「医療介入＝薬物療法」ではありません。

陽性症状と陰性症状

　大きな分け方として、精神科の治療薬でコントロールできる（＝抗精神病薬で改善できる）のは、陽性症状と陰性症状の２つです（図3-6）。この２つの症状以外は、はっきりいって薬物療法での改善は望めません。

　「陽性」とは、「プラスの」「ポジティブな」症状は、**もともと「ない」はずのもの、つまり幻覚や妄想が「加わった」症状**という意味です。それに対して「陰性」、つまり「マイナスの」「ネガティブな」症状とは、**健康なときに「ある」はずのものが「なくなった」症状**のことです。

　ちなみに、先ほど説明した「自己と非自己」（→ p.53）は、これらの症状と比べてもっと深いレベル（根幹）の障害ですから、それが解消できるのであれば、そもそも陰性症状も陽性症状も出てくることはありません。

●**陽性症状 (positive symptoms)**
　positive＝プラスの
　健康時にはないはずの

●**陰性症状 (negative symptoms)**
　negative＝マイナスの
　健康時にはあるはずの

図 3-6　陽性症状と陰性症状

図 3-7　陽性症状

陽性症状

　陽性症状がどんなものかというと、**幻覚や妄想**といった、健康な
ときにはない症状のことです（**図 3-7**）。先ほどの「自己と非自己」
の視点から説明すると、統合失調症の陽性症状が生じている状態は、
境界がなくなってしまっていることがもとになっているので、「**自
分が考えていることがばれている**」「**脳から考えが漏れて伝わって
しまっている**」「**自分が考えていることが（誰かの）声となって聞
こえる**」「**誰かがそれを代弁している**」と感じていて、それを疑う
ことなく信じている状態です。「**誰かの考えが勝手に頭の中に入っ
てくる**」ということもあります。これらを体験することはできませ
んが、なかなか怖い体験であることは想像できます。

　また、なにかが乗り移っていると訴える症状もあります。大学生
のときに発症した統合失調症のケースですが、当時よく観ていた映
画の俳優さんが乗り移っていたそうで、着流しを着て、ヤクザ風な
格好で受診されました。これを憑依妄想といいます。これらの**自己
の境界がなくなる障害**は、大きなくくりで「**自我障害**」といいます。

　図 3-7 に示す陽性症状は、新薬よりも、精神科の治療薬として
最初に用いられるようになった、古い第 1 世代抗精神病薬のほう
が劇的に改善効果がみられます。

●**意欲障害**
　能動性の低下、興味の喪失
●**感情障害**
　感情鈍麻（平板化）、感情の不調和、両価性
●**社会性障害**
　閉じ込もり（自閉）、疎通性の低下

図 3-8　陰性症状

陰性症状

　出現したなんらかの症状を抑えることと比較して、失われること（＝機能が低下すること）を改善するほうがむずかしいことは、多くの疾患に共通することです。陽性症状と違って陰性症状を改善するのは、とてもむずかしいのです。

　図 3-8 に代表的な陰性症状を示しています。

1 意欲障害

　「意欲の低下」や「興味の喪失」はわかりますね。

2 感情障害

A 感覚鈍麻

　理解しにくいのは「感情鈍麻」で、喜怒哀楽といった感情がまったくなくなるものだけでなく、**なにも感情がないように見えて、ある域に達すると激しく感情を表すタイプ**もあります。どのようなときでも感情があまり変わらない「平板化」も、陰性症状です。

B 感情の不調和

　「感情の不調和」は、**対人関係においてまわりの認識（認知）とずれた感情を示すもの**で、感情と認知機能の融合障害です。

C 両価性

「両価性」という言葉は、とくにわかりにくいかもしれませんが、これはアンビバレンス（ambivalence）と表記されることもあり、統合失調症だけでなく、パーソナリティ障害でも起こります。**1つの対象に対して両極（逆）の感情を同時にもつこと**です。たとえば「愛しすぎて殺しちゃう」といった状態ですね。普通だったら理解できませんよね。

3 社会性障害

「社会性障害」は、閉じ込もってしまって、最終的には疎通性が低下します。「意欲障害」とも関係があります。本書の冒頭で「統合失調症は"人格の病"」と説明しましたが（→ p.10）、**陰性症状が進んだ状態が、「人格」（＝社会性）を低下させる**ということです。

＊　　　＊　　　＊

症状として目立つ幻覚や妄想が疾病の主たる障害と思われがちですが、実は**統合失調症は陰性症状が病気の本体**なのです。

ですから統合失調症と診断されるケースでも、陽性症状がない人がいます。昔の診断分類では、それを「単純型分裂病」といいました。たとえば、他人に直接悪いことはしないけれども、ゴミ屋敷に住んで間接的にコミュニティでトラブルを起こす人などが挙げられます。「変わってるね」「困るんだよね」といわれる人は、陰性症状だけで陽性症状のない統合失調症のケースであることが多いのです（※すべてのゴミ屋敷の人が単純型の統合失調症というわけではありません）。

陰性症状が進行すると、さまざまなことができなくなって、社会性を失っていく状態だと考えてください。

抗精神病薬を使う症状を示す人の ストレスと精神症状

図 3-9 は、抗精神病薬による薬物療法を必要とする症状を示す
ケースで、ストレスを感じたときの精神状態の動きを示しています。

妄想や幻覚は、2章の図 2-10 （→ p.41）では「各メンタル障
害の特徴的な症状」にあたりますが、症状としては「病的体験」と
なります。この状態は、ドーパミンが過剰に放出されることが原因
です。

図 2-10 の「不調・気分変化」は、抗精神病薬を使うような症
状を示す人の場合は、「不安や焦燥」に相当します。統合失調症の
人がイライラして、興奮して、暴力を振るったりするのは、相手に
対しての嫌悪の感情からではありません。**自分が危害を加えられて
いると思い込んで、不安に駆られて防御するため**なのです。怖いか
ら、不安だから興奮して身を守ろうとするため、相手かまわず暴力
を振るうことがあります。

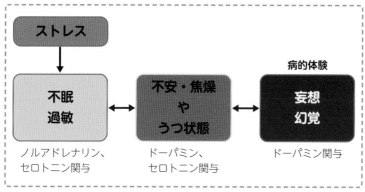

図 3-9　抗精神病薬を使う症状を示す人のストレスと精神症状

興奮している場合のアプローチの留意点

　統合失調症に限らず、ドーパミン神経系にトラブルが生じて興奮しているときに、いちばんまずい対応は、「どうしたの」と前から近づくことです。誰でも近づいてくる人は、攻撃してくると思い込み防衛のため暴力を振るうからです。

　アプローチするには、相手の正面からではなく、**斜め横から近づいて、「大丈夫？」と寄り添うようにするのがコツ**です。あとで解説する、老年期に多くみられる「せん妄状態」にも、同じ対応をします。

　図 3-9 中の「妄想・幻覚」は、おもにドーパミン神経系のトラブルで生じますが、**図 3-9** の中央の状態の「不安・焦燥やうつ状態」はドーパミン神経系のトラブルに発展しないようにセロトニンは、それをなんとか調整しようと関与し、セロトニンが浪費されてセロトニン量が減じた結果、不安やうつ状態が生じてしまうことを示しています。ですからすべての状態を平常時に戻すには、ドーパミンとセロトニンの２つをコントロールするような治療薬を使えばよいと、想像できるでしょう。

薬物療法

薬物療法を継続する重要性

　精神科治療薬がどのように効いているかについては、各薬剤の特性などを交えて後で詳しく説明しますが、ここでは抗精神病薬について、薬物療法継続がなぜ必要かを説明します。

　多くのケースで、統合失調症の症状が完治するのはむずかしく、再発（症状再燃）を予防するために、少量であっても薬物療法を継続しなくてはいけないことがほとんどです。「症状がほとんどないときは、服用しなくてもよいのでは」とか「症状が出始めたら、また服用すればよいのでは」と考えるかもしれませんが、**表面的にわかるような不調となったときには、すでに神経系ネットワークレベルでは大混乱が起き、脳神経細胞にダメージが生じている状態にある**のです。

もし薬物療法をやめたらどうなるか？

　2章の **図 2-6〜9**（→ p.34〜39）を思い出してください。脳がとても活性化している、つまり興奮しているとき、脳全体をカバーしているグルタミン酸神経系がダメージを受け、さまざまな機能に影響が及びます。　コントロールせずに放っていても、短期間で自然に治まることはなく、幻覚や妄想が著しい状態となり、いわゆる「急性期」に発展します。

　治療薬がなかった時代、この「急性期」には手立てがないので、精神科の病院に閉じ込めておくしか方法がありませんでした。興奮

した状態は、だいたい3、4か月程度でゆっくりと落ち着いてきます。**落ち着くというより、脳が興奮状態を維持できる限界が過ぎて、「事切れる」といったほうが正解かもしれません。**

それほどの長期間、薬物療法も行わずただ静観している状態では、脳内はどうなっているかというと、ドーパミン神経系以外の正常な神経系も過剰に刺激され続けるということです。とりわけ興奮刺激に反応しやすいグルタミン酸神経には、多大な影響が生じます。どのようなトラブルが起きるかですが、簡単にいうと、刺激が加わり続けて「焼き切れ」てしまうのです。病気に関係ない**グルタミン酸神経系ネットワークがどんどんと壊れていってしまう**わけです。

こういう悪い状態を何度も繰り返すと、廃人のようになってしまいます。これを「**人格の荒廃**」といいます。このような問題を防ぐため、**急性期を短く抑えることが必要**であり、予防的に継続した薬物療法が必要となります。強いていうなら、**抗精神病薬の継続予防投与は、グルタミン酸神経系を守って脳の骨格になる神経を痛めないようにすることになる**ということです。

再燃を繰り返すと、グルタミン酸神経系細胞が死んでしまう…

「本当にそんなことが起こるの？」と調べた学者がいます。治療薬がなかった時代に発症し、何度も急性期を経験した中高年から高齢の統合失調症のケースと、認知症を発症していない同年代の健常者の脳の体積を調べた研究です。

その結果、**統合失調症の脳の体積は優位に小さく萎縮している**ことがわかりました。ドーパミン神経系が統合失調症の幻覚・妄想の原因となりますが、そのおもな分布である前頭葉だけでなく、全領

域において脳の萎縮がみられたことから、脳全体をカバーするグルタミン酸神経系が損傷を受けていることがわかりました。

萎縮がとくに強く認められたのは頭頂葉と側頭葉で、これらの部位は**物事を順序立てて考える機能、感情と行動を連動させる機能、思考と運動を円滑につなげる機能**をもっています。これらの機能低下と、統合失調症の慢性期に生じる生活への支障は関連が強く、病態と器質変化が合致していることがわかります。

服薬継続は治療ではなく、症状を繰り返し起こさないため

このような理由からも、統合失調症は症状が落ち着いているときであっても、なにが原因で症状再燃が生じるか、誰にも予測ができない病気といえます。だからこそ、症状再燃による急性期病像の発現を防ぐためには、予防としての薬物療法を継続する必要があるのです。医療者は「調子がいいときは、お薬を飲み忘れても構わない」などと、ぜったいに言ってはいけません。

ただ心情としては、「症状が落ち着いたら、薬は飲みたくない」という気持ちはわかります。でも少しの服薬の怠りが、その後の経過を大きく変えることがあるのです。そうならないためにも、**理解してもらいやすい安定した状態のときに、治療継続の重要性について伝える必要**があります。効果的な時期とは、最初の急性期の治療で症状が落ち着いたときです。「このようなつらい思いを繰り返し起こさないようにする唯一の方法は、治療（服用）を続けることです」と伝えます。

このように**科学的根拠の理解**を深めて、疾病教育を行う際に役立ててください。

抗精神病薬の作用機序

放出されるドーパミンが異常に増えると症状が生じる

　抗精神病薬の効き方について勉強する前に、神経の伝わり方をおさらいしましょう。

　ドーパミン神経は、 **図 3-10** のように上から信号が伝わって、神経終末の小胞（袋）に入っている神経伝達物質であるドーパミンがシナプス間隙に放出され、次の神経の表面にある受容体に結合することで、信号（刺激）伝達が起こります（ **図 3-10a** ）。

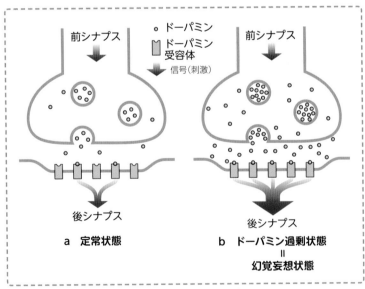

図 3-10　神経の伝わり方と抗精神病薬の効き方

これに対し、統合失調症の幻覚や妄想、老年期にせん妄を起こしている状態では、原因ははっきりしないものの、外界からの刺激がない、または刺激があってもそれに過剰に反応して、放出されるドーパミン量が増えてしまいます（図3-10b）。ドーパミンが増えれば増えるほど間違った信号が伝わり、間違った信号を送り続けることで、症状が生じるわけです。

「定型」と「非定型」

では、どうすればよいか。神経伝達物質受容体に蓋をすれば、信号が伝わらなくなります。そこで、「蓋をするもの＝薬剤」がたくさん考案され、製剤として治療に用いられてきたのです。

1 「定型」の抗精神病薬とは

抗精神病薬の分類で、「定型」という表現を聞いたことがあると思いますが、簡単にいえば「古い世代」の抗精神病薬を指します。なぜ「定型」と表現するかというと、この世代の薬剤は、脳のなかでトラブルを起こしていないドーパミン神経系にも、漏れなく作用してしまうため、「効果があれば必ず副作用がある」という決まった（＝定型）作用を示すからです。

2 「非定型」の抗精神病薬

それに対して、比較的新しい「非定型」と分類される薬は、「効果があるにもかかわらず、副作用は出にくい薬」ということであり、「定型でない」＝「非定型」と表現したものです。

最近では「ファーストジェネレーション」「セカンドジェネレーション」とか、「従来薬」「新薬」といった、いろいろな言い方をするため混乱してしまいそうですが、この分類自体を知らなければ薬

物療法が理解できないということではないので、戸惑う必要はありません。

薬剤の構造による効果の違い

図 3-11 は、神経伝達物質や薬剤、受容体の構造を理解しやすくするためのイメージで、実際にこのような形というわけではありません。

　もとから備わったドーパミンは、受容体に結合して反応を起こしますが、このような物質を「アゴニスト」（作動薬）といいます（**図 3-11a**）。それに対して、受容体と結合する形ではありますが、正常に機能しない形の物質を「アンタゴニスト」（拮抗薬）といいます（**図 3-11c**）。ほとんどの定型抗精神病薬は、このように受容体に蓋をすることで信号を流さないようにして、幻覚や妄想のもととなる信号伝達を遮断して、症状を抑えるように作用するわけです。

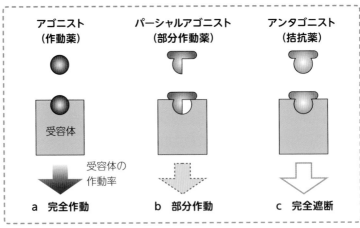

図 3-11　薬剤の構造による効果の違い

ただし、受容体の全部に蓋をしてしまったらどうなるでしょう？過沈静となり、無動の状態になってしまいます。目は開いているけれど反応がない、寝たきりのような状態です。幻覚・妄想がなくなっても治療として意味がなくなってしまいます。

　そこで次に考えられたのが 図3-11b のような薬剤です。受容体に結合はするものの、ドーパミンが結合したときに出す信号よりは弱い（完全ではない、ニセの）信号を出すことで、過剰な伝達を抑えます。これを「パーシャルアゴニスト」（部分作動薬）といいます。もしすべての受容体に結合して（塞いで）しまっても、ある程度、信号は伝わるので、副作用を極限まで軽減することができる薬剤が考えられたのです。

　現在の臨床では、これが多く用いられています。

新薬ほど効果は高いのか？

　新薬は、古い薬剤の弱点を改良するようにつくられていますから、「じゃあ、いちばん新しい薬がいいのでは？」と考えてしまいがちですが、そうではありません。図3-11 はあくまでも薬剤の薬理特性のイメージですから、絶対的なものではありません。すべての治療薬にいえることですが、人によって相性があって、薬剤設計どおりにはいきません。

　また日本は皆保険制度で、医療費の負担率が少ないから新薬も処方しやすいのですが、世界的に見ると、医療費を自己負担しなくてはいけない国が多いので、まだまだ古い薬（＝医療費が安い）が現役です。安いから、古いから、副作用が出ても仕方がないかと思われるかもしれませんが、実はそうではありません。

古いお薬でも、うまく調整できれば新薬と変わらない

　図3-12 は、新しい薬と古い薬の使いやすさを示すものです。ドーパミンが過剰に出されている状態で、薬剤がどれくらいの数の受容体を抑えれば治療効果が得られて、どれくらいの数の受容体を抑えれば副作用が出現するかがわかります。

　図3-12 は、もし受容体の数が 100 個だったとしたら、**抗精神病薬が治療効果を示し始めるのは 62、63 個ぐらいに作用したとき**ということを示しています。そして**ちょうどよいのは 75 個前後に作用したとき**だということがわかります。それ以上に作用してしまうと、症状に関係ない黒質線状体のドーパミン神経系もブロックしてしまい、錐体外路症状つまり薬剤性パーキンソニズムが生じま

す。

　つまり受容体を 65～75% 程度までの間で抑える、つまり
図 3-12 のライトブルーの狭い帯状に収まるように、ゴルフでいうと狭いグリーンへ「ワンオン」させることができれば、**十分に治療効果が得られ、また副作用もない**ということです。ですから「古い」薬であっても、今でも十分効果があるといえます。**副作用を止めるための薬（＝抗コリン薬）が不要ということは、抗コリン薬で生じる認知機能障害も起こらない**のです。

調整は至難のワザ…

　実際には、薬剤用量の調節は簡単ではありません。というのも赤いライン（第 1 世代）で示すように、投与量を少し変化させただ

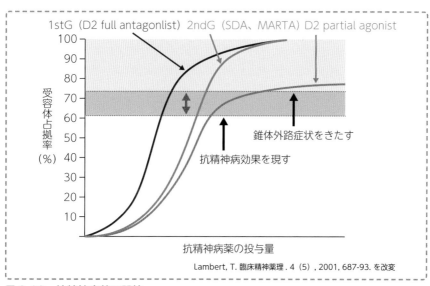

1stG（D2 full antagonist）　2ndG（SDA、MARTA）D2 partial agonist

受容体占拠率（%）

錐体外路症状をきたす

抗精神病効果を現す

抗精神病薬の投与量

Lambert, T. 臨床精神薬理. 4（5）, 2001, 687-93. を改変

図 3-12　抗精神病薬の閾値

けで、すぐに領域外になってしまうからです。疾病の種類に関係な
く、精神疾患をもつ人はよい生活習慣が身についていないことが多
く、服薬のタイミングが毎日違うと、血中薬剤濃度も違ってきます。
そうなると、いくら厳密に薬剤用量を調整しても、血中の薬剤濃度
をちょうどよい範囲に収めるのは、至難の業となるわけです。

扱いやすい抗精神病薬とは？

　調整しやすさという観点では、**図3-12**に示すようなゼロから
ちょうどよい範囲に到達するまでに、赤いライン（第1世代薬）
より、カーブが緩やかな緑のライン（第2世代薬）のほうが、少
しずつ量を増やして調節できるので扱いやすいといえます。

　ただ第2世代薬も、漫然と増量して占拠率が75％を超えるとそ
の利点がなくなり、第1世代と同じ動態になってしまいます。ま
た何種類も併用すれば、それだけメリットが減じます。**薬剤の単剤
処方が推奨されるのは、こういったエビデンスもあるから**です。

パーシャルアゴニスト（部分作動薬）が使いやすい？

　図3-12のオレンジの線にあたる薬剤が、**図3-11**の**パーシャ
ルアゴニスト（部分作動薬）**です。高用量でも線が「寝て」いて、
相当量を投与しないと副作用が出現する領域に至らないので、これ
がいちばんよい薬に見えますよね。実際に使いやすいという実感は
ありますが、でも、それは症状の程度によりけりです。興奮状態が
強く不穏なケースでは、効果が得られないことが少なくありません。

　このような知識から、**推奨される薬剤の選択は症状の程度によっ
て違ってきます**。病初期で興奮や幻覚・妄想などの病的体験が著し
い場合には、第1世代の古い薬を選択していち早く急性期を抑え、
ある程度まで症状が落ち着いたら、いちばん新しい薬剤に切り替え
る、という選択をします。

薬剤の使用には
適切な選択と用量調整が欠かせない

　薬剤の適切な選択と用量調整は欠かせないのですが、同じ薬を同じ用量で漫然と使っている場合が、よく見受けられます。とくに老健施設で精神科を専門としない医師が、せん妄の治療のために適応外のリスペリドンを、症状の改善を目的に使用し、症状が消褪したあとも症状評価をせずに、ずっと同用量で処方するなどです。そうなると薬剤が原因、つまり医原性の症状が次々と出てきます。それに対して抗うつ薬や抗不安薬などが追加され、病状は複雑怪奇な状態になります。

　正しい対処は、薬を追加するのでなく、抜くことが重要ということがわかりますね。

＊　　　＊　　　＊

　老健施設の内科の先生から、薬について相談されることが多いのですが、「まずこの薬剤をやめてくださいね」と伝えます。最初は不安がりますが、薬理学的な説明を行い理解が得られれば、そのとおりに実行してくださるので、よい結果が出ます。薬理学がわからない精神科医より内科医のほうが、理解さえすれば、うまく使ってくださいます。

薬物療法の基本的な考え方

精神科急性期治療の流れ

　ここまで薬物療法の原理を説明しました。重要なことは「急性期は絶対に短い期間に抑えなくてはダメだ」ということであり、また「急性期」に発展させないためには、治療の継続が必要ということがわかったと思います。

　そうはいっても最初のエピソードつまり発症時は、入院治療の有無にかかわらず、不穏な状態で精神科急性期治療を受けることがほとんどです。その状態では自傷他害や興奮をコントロールしなければならないのですが、興奮しているときに治療契約を確立するのは非常にはむずかしいのです。

　ですから少しでも改善がみられ、意思の疎通が図れるようになったときから働きかけます。急性期の体験を実感できているうちに「こんなことには、二度となりたくはないですよね」とか、「これはあなたの責任ではないけれど、病気のせいでこうなるのだから、病気の再発を防ぐため治療を続けましょう」と繰り返し伝えることが、疾病教育になります。

疾病教育は科学的なエビデンスに基づいて行う

　「わざわざ嫌なこと思い出させたくない」という医師もいますが、覚えているそのときだからこそ、このように伝えることで、当事者も「確かに、こんな体験はもう二度と嫌だ」という気持ちなります。

　そして完全に落ち着いた時点で、これまでの説明してきたように、「こう考えればうまくコントロールできますよ」と、病気との付き合い方を、科学的なエビデンスに基づいた内容を用いて伝えていきます。

抗精神病薬の選び方（図3-13）

状態による薬剤の選択基準

① 緊急性の高い場合

　まず抗精神病薬の選択ですが、**緊急性が高い場合は副作用のことよりも、主作用の効果が高い薬剤を選ぶことが鍵**です。その意味では、古い薬剤が第一選択となることも少なくありません。治療を拒否している状態で、急性期の期間を可能な限り短期間とするのには注射薬が必要となるのです。

---

1. 精神運動的病状
　緊急性・拒絶
2. 精神症状
　陽性症状・陰性症状・睡眠状態
3. 身体症状
　栄養状態（るいそう・肥満）
　水分摂取（発汗・多飲水・下痢・嘔吐）
4. 既往歴と薬歴
　副作用（EPS、起立性低血圧）
　過鎮静・悪性症候群

図 3-13　抗精神病薬選択に影響する因子

② 急性期ではないケースでの薬剤の選び方

Ａ 薬剤選択に重要な評価

　急性期の状態でない場合や、その時期を脱したケースでの薬剤選択に重要なのは、**精神症状の評価**です。陰性症状や陽性症状だけでなく、**睡眠状態の評価**も行います。睡眠のコントロールが悪いとさまざまな生理機能に大きな影響が生じることは誰もが実感していることでしょう。

　また興奮状態では、行動がまとまらず運動量が過剰となることで発汗が増えて脱水を起こし、食べない（食べようとしない）状態が続き、低栄養によるるいそうが認められます。治療中で薬剤が合っていないときには多飲水による水中毒、それに起因する下痢や嘔吐、薬剤に起因する耐糖能異常と肥満などがあるため、いずれの場合も**身体所見の精査**と血液検査を行い、その結果によって薬剤選択を行います。

Ｂ 悪性症候群の病歴の有無

　抗精神病薬の最悪の副作用として「悪性症候群」という命にかかわる副作用がありますが、栄養状態や水分摂取の状態は「悪性症候群」を生じやすくさせる要素として重要です。また、以前に「悪性症候群」を生じた薬歴があるならば、使用は避けるべきです。

　医師が治療歴や薬歴について聞き忘れた結果、「悪性症候群」を生じさせれば、後で係争などトラブルになります。当事者は生死をさまよう状態であった場合、記憶していないかもしれませんから、家族や関係者から病歴や薬歴を聴取する必要もあります。

1. **副作用の少ない抗精神病薬から選択**
   - SDA（セロトニン・ドーパミン遮断薬）：リスペリドン、ペロスピロン
   - MARTA（多受容体作用抗精神病薬）：オランザピン、クエチアピン
   - DSS（ドーパミン部分作動薬）：アリピプラゾール
   - DSA（ドパミン・セロトニン拮抗薬）：ブロナンセリン

2. **長時間型の薬剤を選択**
   1日の服薬回数が減らせる

3. **抗精神病薬の多剤併用を避ける**

4. **非定型薬への切り替えを行う**

図 3-14　近年の治療（処方）動向

抗精神病薬治療の実際

　最近の処方の動向としては、図 3-14 に示す新世代の薬剤を中心に薬剤選択を行います。基本はこのなかの1剤で治療をするのですが、新世代の抗精神病薬は、1剤であっても作用する神経伝達物質系は複数なので、すでに多剤を用いているのと同じという考え方もできます。ですから2剤以上用いれば薬剤の特性はなくなるといっても過言ではありません。

　ただし、これらの新世代の薬剤のなかで DSS だけが、ドーパミン神経系だけに作用します。それ以外の薬剤を選択していて、それでもコントロールがむずかしいときには、DSS であるアリピプラゾールを短期間併用したり、頓服として液剤（oral solution：OS〔経口液剤〕）を用いることが少なくありません。

　また薬剤選択には、「薬の飲み忘れ防止」という観点も重要ですから、服薬回数が1日1回や2回といった少ない回数で効果が高い薬剤は、治療上、メリットがあります。毎食後と就眠前で1日4回も薬を服用するのは、実際にたいへんなことです。そうした当事者の気持ちに配慮した処方の工夫も必要です。

1. **従来薬での効果が不十分なとき**
2. **副作用の程度がひどいとき**
3. **身体症状（合併症）に影響するとき**
4. **従来薬が症状に悪影響を及ぼすとき（2次性陰性症状）**
5. **服薬不遵守がみられるとき**

図3-15　新薬に変更する条件

新薬に変更する条件（図3-15）

最近はインターネットでの情報発信が盛んですから、新薬が出たらすぐに「新しいお薬に変えてほしい」と要求してくる人がいます。「新薬＝効果が高い」という固定観念や、インターネットの個人的な感想をあたかも正しい情報ととらえることは、治療に大きく影響します。

これまでの説明でもわかるとおり、**精神科の薬は古いもののほうが精神症状を抑える効果は高い**のです。新薬の特徴は副作用が出にくいということだけで、出ないわけではないことを念頭に置いて、新薬に変更するか否かを検討します。

1 従来薬での効果が不十分なとき

精神科医の多くは、今の処方内容では十分な効果がなく、副作用がコントロールできない、またはコントロールできていても、そのために抗コリン薬などの追加投与で対症療法を行っている場合、変更を考慮します。

② 副作用の程度がひどいとき
③ 身体症状に影響するとき

　新世代の薬剤のデメリットも、薬剤の変更を考えるうえで重要です。新世代の薬剤には耐糖能異常が発現し、糖尿病に移行するという合併症が問題になっています。精神疾患をもつ人は一般集団より活動量が少なく、肥満傾向で、生活習慣病の比率が高いため、選択できない薬剤があります。オランザピンとクエチアピンは、糖尿病の人が服薬すると高血糖になり、症状が悪化するため禁忌です。

④ 従来薬が病状に悪影響を及ぼすとき

　「2次性陰性症状」という症状がありますが、これは第1世代の薬剤によって鎮静され過ぎ、陰性症状が著しいように間違えてとらえられている状態です。このような場合は新世代の薬剤に変更し、変化の様子を観察して、薬剤の変更を検討します。

⑤ 服薬不遵守がみられるとき

　最後は、拒薬するつもりはないものの、服薬が不遵守になりがちなケースです。1日1回の新薬に変えることでコントロールがよくなると考えられ、薬剤変更を考慮する条件となります。

再燃予防のための服薬管理

> 1. 服薬中断または不遵守
> 2. ライフイベント
> 3. 原因不明

図 3-16　再燃の 3 大原因

図 3-16 は統合失調症の家族会へのアンケートの結果です。病気を繰り返してしまう「3 大原因」をまとめた結果ですが、想像どおりかもしれませんが、「お薬をやめたから」が 1 番目の原因でした。 そして 2 番目が、家族との死別や職を失ったりといった「ライフイベント」でした。つまり外的なストレスが原因です。

再発の3大原因の一つが「原因不明」？

そして、3 番目が「原因不明」なのです。「原因不明」が 3 大原因の一つというと、おかしな統計のように思えますが、事実です。

これは、薬剤の選択の問題という医師の責任があることも想定されますが、実はそうではありません。何度も不調を繰り返していると、家族も少しの変化では再燃の予兆を見過ごしてしまったり、家族自身も患者さんと同じようなタイプで、周りの人からすると明らかに不調だと思えても、そう感じ取れなかったりすることが少なくありません。

休日や夜間の精神科救急外来を受診するケースで、状態の変化を家族に尋ねると「数時間前から急に調子が悪くなった」という回答

が得られますが、同居していない親族や支援者、近隣の住民が付き添っている場合に同じ質問をすると、「数日前から兆候はあった」という回答があることは、よく経験することです。

つまり「原因が不明」なのではなく、気づいてあげられずに、原因となる出来事を見過ごしているだけなのです。臨床経験から考えられることは、症状が抑えられて調子がよくなってくると、それまでの不調時にできなかったことをしたり、そもそもの能力を超えたことをしたりするなど、不必要にエネルギーを使ってしまい、脳へのストレスから変調・不調となるケースが多いので、「無理な行動」が原因と理解するとよいでしょう。

Column

看護の目

病院勤めをしていたとき、入院患者さんの病状を把握するいちばんの情報は、**看護日誌**でした。患者さんは、われわれ医師が来たときは態度を変えて、ちょっとでもよく見せようとするため、真の姿を把握するのはむずかしいのです。ですが四六時中、患者さんを看ている看護師の目は、真の姿をとらえているから、病状把握においていちばんの情報源だといえます。

そう考えると、先ほどの「原因不明」は「看護の目で見れば」原因不明などないということになるのです。

服薬を中断する理由

> 1. 体調不良や副作用
> 2. 飲み忘れ（服用回数の問題）
> 3. 飲み残し（薬剤の量の問題）
> 4. 服薬拒否

図 3-17　服薬を中断する理由

どうして服薬をやめてしまうかについては、**図 3-17** のような理由があります。

体調不良や副作用

体調不良や副作用が原因で服薬をやめるというのは、「効果＜副作用」ということです。これは薬剤の選択の問題であって、われわれ精神科の医師の仕事が原因です。

飲み忘れ・飲み残し

次に飲み忘れですが、服用回数が多すぎたり、1 回の薬の量が多いことが挙げられます。

私のクリニックでは、セカンドオピニオンで受診される患者さんが多いのですが、「診療情報提供書はいりません。飲んでいるお薬の情報だけでいいですよ」「お薬情報がわからなければ、1 日分だけで結構ですから、飲んでいるお薬を持ってきてください」と伝え

ています。

　そう伝えているのに、すごい量のお薬を持ってこられるケースが結構あります。「1日分でよかったのですよ」と言ったら、「これが1日分です」と。こんなに量が多かったら、服用という以前に飲み込めないじゃないかと思ってしまいますし、飲み忘れたかどうかもわからなくなりますよね。飲み残しが出ても当然です。これも医師に責任（原因）があります。このような問題のある処方をしている精神科医が、まだまだ存在するのです。

服薬拒否

　4番目の「服薬拒否」に対しては、**いかに疾病教育をするかが鍵**になります。繰り返しますが、服薬の必要性を、科学的かつ簡単に説明して、正しく理解をしてもらうことに尽きます。

　また服薬の必要性を理解はできていても、服薬している行為によって病気であることをいつも実感させられるスティグマを感じるので、拒薬に至るケースもあります。入院中は服薬しているものの、看護の目から、薬を飲みにくそうにしていたり、嫌そうにしている様子を見かけたりしたら、「拒薬傾向にあるかもしれませんよ」と、その観察意見を医師に伝えてください。退院後のフォローにおいて、とても重要な情報となります。

家族教育も大切

1. 生活のリズムが乱れる
2. 落ち着きがなくなる
3. いつもより疲れやすい
4. 物忘れが多くなる
5. 睡眠・食欲に変化
6. 喫煙量の増加

図 3-18　再燃早期のサイン

　私は初診時に、当事者や家族・支援者に、再燃の早期発見について、図 3-18 のような情報喚起しています。とくに入院を担当していたときは、退院時に図 3-18 をプリントして、「こういう様子に気づいたら、必ず申し出てくださいね」と言って渡していました。

　この再燃のサインを提示すると、母親、とくに思春期に統合失調症を発症した患者さんのお母さんは、ささいなことでも絶えず「再発なのではないか」と問い合わせてきます。対応はたいへんですが、それでよいと思っています。再燃によって急性期を繰り返すと、長期的には脳を萎縮させる状態をつくってしまうのです。このことを考えれば、頻繁に相談してもらったほうがよいと考えています。

4章

「うつ」と
抗うつ薬

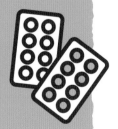

「うつ病」と「うつ状態」は分けて考える

ここからは「うつ」についてのお話です。

「うつ病」と「うつ状態」は鑑別がむずかしい

社会通念でいう「うつ」は、「うつ病」と「うつ状態（少し前までは抑うつ状態）」を同じ病気としてとらえています。ところがこの２つには違いがあり、長期的にはその違いを理解して治療しないと問題が生じます。鑑別して診断すべきですが、それもまた非常にむずかしいのです。

うつ病には多発家系が存在するので、遺伝するかしないかというと、脆弱性の遺伝子があるといえます。ですから、厳密にはうつ病は、ストレスや高負荷といった、きっかけがなにもない状態でも、周期的に繰り返し再発する人が存在します。

一方、うつ状態は、ストレスや過剰な負荷がかかったりすれば誰にでも起こりえるメンタル不調です。

うつ病とうつ状態をごちゃまぜに扱うとどうなるか？

それなのに、この２つが「ごちゃまぜ」で扱われているのは、鑑別がむずかしいことも原因の一つですが、**いちばんの原因は、治療としてどちらも同じ抗うつ薬による薬物療法を行うから**です。

このように混同することで、実際にどのような問題が生じるのでしょうか？　ちょっとした「気分の沈み」や「意欲の減退」は誰にでも起きますが、これを自分から「うつ病」だとアピールして、「う

つ病の人はこういうふうに扱わねばならない」という要求が生じる
ケースや、うつ病の扱いを間違って自殺でもされたらたいへんだと
考えて、周囲の人が過剰にケアするという問題があります。とくに
前者ではパーソナリティ障害がベースにあるケースが多いので、過
剰なケアは禁物なのです。

うつ病とうつ状態はなにが違うの？

　ただ、**うつ病とうつ状態の薬物療法では、抗うつ薬を用いる量や
期間が圧倒的に違います。**うつ病は、高用量まで用いなければ症状
が改善しないことが多いのですが、一時的なうつ状態の場合は、意
外に少ない量で、しかも短い期間で回復することが多いのです。

　また、**うつ病は周期的に繰り返す可能性**がありますが、**うつ状態
はそのエピソードだけで治療不要となる**ことも多く、薬物療法終了
後のフォローアップの内容が変わってきます。病態としてこのよう
な違いがあるのです。

うつには必ずセロトニンが関与する

　「うつ」の発生に関係する重要な神経伝達物質はセロトニン、ノ
ルアドレナリン、ドーパミンの３つです。この３つの神経伝達物
質は「モノアミン」といわれますが、そのなかでも**「うつ」といち
ばん関係が深い神経伝達物質がセロトニン**です。その次がノルアド
レナリン、ドーパミンの順となります。

　要は「うつ」へ移行するトリガーは、必ずセロトニンが関与する
ということです。セロトニンが減少することで、さまざまな生理的
な調節機能が低下して、メンタル不調が始まります。

セロトニン不足が「うつ」発生のトリガーになる理由

セロトニンのはたらきは「調節機能」です。普段はセロトニンが緊張や不安を緩和しているので、**セロトニンが少なくなると、緊張しやすくなったり不安を感じやすくなったりします**。さらに、気分、情動、認知が調節できなくなって、社会生活上のトラブルが生じます。

図 4-1 のように、セロトニンが担当する調節機能に支障が起こると、「うつっぽい」感じになることがわかります。

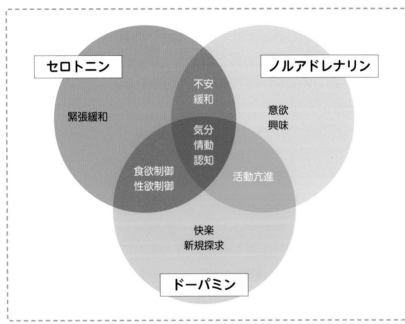

図 4-1 モノアミンの生理機能

現代社会はセロトニンが不足しやすい

うつ病は、3つの神経伝達物質が減少することで生じます。図 4-1 の3つの神経伝達物質の、いずれも放出量が減少しますが、**ノルアドレナリン先行型**と**セロトニン先行型**があります。一般的にはセロトニンが先行することが多いです。

最近では毎日のように、スマートフォンで SNS やメッセージなどをチェックしている人が大勢いますが、これは、神経を研ぎ澄ましている状態です。つねに緊張を強いられているので、セロトニンが無駄に消費されて減ってしまいます。さらに、現代社会ではさまざまな調節機能をフルに使っているので、使いすぎによるセロトニン不足が常態化しているわけです。

ノルアドレナリン不足は身体症状から始まる

ノルアドレナリンが減ると、表面的には「元気がない」とか「身体の調子が悪い」という状態を示し、メンタルよりも**フィジカルな不調が先行**して現れます。これはとても重要な所見です。

うつ病になると、セロトニンもノルアドレナリンも減少するのですが、ノルアドレナリンが減ってフィジカルな不調が先行すると、「自分は身体のどこかに問題がある」と思い込み、内科でさまざまな検査を受けてしまうという遠回りが生じます。精査の結果、身体的には悪いところが見つからないので、「精神科に行きなさい」と医師に言われて受診したら、「うつ病でした」となることがあります。

このような、**フィジカルな不調が先行するタイプの「うつ病」**を、「仮面うつ病」といったりします。

ドーパミンまでかかわってくると要注意

　セロトニンでもノルアドレナリンでもコントロールできなくなってきたら、2章で説明したタバコのニコチンの話（→ p.46）といっしょで、ドーパミンも要求する事態になります。3つの神経伝達物質が絡み調整しようと試みるのですが、ドーパミンまで介入する状態になってしまうと、もう最終段階です。最後に介入したドーパミンによって不調が改善しない状態では、行動が暴走しやすくなり、衝動性が高まり、場合によっては自傷や自殺を惹起することもあるので、非常に注意が必要となります。

　それでは、これらの神経伝達物質の生理機能とメンタル不調との関係を、さらに詳しく説明していきます。

ノルアドレナリンが「ストレス反応ホルモン」といわれる理由

　ノルアドレナリンは「ストレス反応ホルモン」といわれます。普段の脳内での動態は、**外的刺激に対してドーパミン神経系が活性し、**脳が反応して活動を起こす際に運動器を円滑に動かすために、**ドーパミンが代謝されてノルアドレナリンとなり、それがアドレナリンに変わっていきます。**

　ノルアドレナリンは中間代謝物のように、普段はあまり大きな役割がありませんが、ストレスがあるときに活躍します。

たとえばどんなときにノルアドレナリンが出るのか?

1 力を最大限に発揮するとき

　たとえば原始の人間にとって、ノルアドレナリンの放出が増加する場合とは、自分より大きな動物から逃げるとか、部族間で戦って勝つか負けるかというときでした。逃げるにしても戦うにしても、まず筋肉に最大限の力を発揮させる必要がありました。ノルアドレナリンをたくさん出し、**ノルアドレナリンからアドレナリンをつくって、普段では出ないようなすごい力を発揮**させます。

2 危機に対する防御反応

　捕食者から逃げようとするなかには、臭い(ガス)や便などを放って、相手をひるませて逃げる動物がいます。人も恐怖を感じて便失禁する人がいます。これは、恐怖や危機を察知すると腸の運動がノルアドレナリンによって過剰になることが原因です。ストレスや

過度の緊張にさらされる現代社会では、ノルアドレナリンが過量に放出される前駆状態がつねにあります。つまり、**過剰なノルアドレナリン神経系の反応が、過敏性腸炎に関連している**と考えられています。

③ 大量出血する可能性がある場合→心筋梗塞・脳梗塞

戦わなければいけない状況（＝ストレスが強い状況）では大量出血する可能性があるため、失血死しないようにするには、早く血止する、すなわち固める必要があります。

たとえば試合中のプロボクサーは極度のストレス下にあり、**ノルアドレナリンがたくさん出ているので、傷を負ってもすぐに血が止まる**のです。強いストレス下では血液が凝固しやすい状態になるのですが、普段われわれが、ボクサーのように戦ったり、ストレスがかかって大量に出血するなんてことはありません。

では、ストレスが原因でノルアドレナリンが起こす問題とはなにでしょう？　それは**心筋梗塞や脳梗塞**です。もともと基礎疾患として生活習慣病があるケースでは、それが顕著です。

④ ノルアドレナリンは色素をつくる細胞を攻撃する→白髪

さらに、最近わかってきたことですが、**ノルアドレナリンは色素をつくる細胞を攻撃します**。強いストレスを感じたとき、たとえば最愛の人を突然亡くした後に髪が真っ白になったという話はよく聞きますが、これはノルアドレナリンが髪の色素細胞を壊したことと考えられるのです。色素細胞の破壊は恒久的に続くので、そこからずっと白髪となります。

┌───┐
│ **俗に言う「ストレス反応ホルモン」**   │
│ ●交感神経刺激を行う非常に広域に分布している神経伝達物質 │
│ ●ドーパミンの代謝物   │
│ 　チロシン→ドーパ→ドーバミン→ NA（ノルアドレナリン） │
│ ●副腎皮質でメチル化され、アドレナリンに変換。心機能亢進 │
│ 　をつかさどる   │
└───┘

図 4-2　ノルアドレナリン（NA）

　このように、**ストレスとノルアドレナリンにはとても深い関係が
あります**。**図4-2** にもありますが、ノルアドレナリンは「チロシ
ン→ドーパ→ドーパミン→ノルアドレナリン」と変化します。ノル
アドレナリンは、ドーパミンが減らない限り産生されますが、スト
レスによる大量消費で一時的に枯渇してしまったら、「うつ」を発
生させるのです。

ノルアドレナリンが減少して生じるうつ症状

- 脳下垂体への刺激作用の低下
- 成長ホルモンの分泌低下
- 生態反応速度の低下
- うつだけでなく躁状態にも関与の可能性

図 4-3　うつ症状とノルアドレナリン

　ノルアドレナリンが少なくなると、どういう悪影響があるかを説明します（図 4-3）。

脳下垂体への刺激が低下すると成長ホルモンの分泌を低下させる

　脳下垂体への刺激が低下すると、下垂体機能も低下して成長ホルモンの分泌が低下してしまいます。とくにこれは思春期の子どもの成長に大きく影響します。虐待やネグレクトなど、ストレスが強い環境にさらされた子どもが低身長な傾向にあるのは、これが原因です。「食事を与えられないからだ」という人もいますが、痩せていても高身長の人はいます。実際にストレスで成長ホルモンが出なくなり、成長が止まってしまう子も少なくないのです。

　児童養護施設に保護された当初はとても小柄だった子どもが、施設で過ごすうちに幸せだと感じるようになり、急に成長したりするのはこういうことが関係しています。

生体反応速度を低下させる

　人間はさまざまな刺激に対して、ノルアドレナリンをアドレナリンに変えて、反射的に動くというアクションをしますが、ノルアドレナリンが減少するとそうした**生体反応の速度が低下します**。胃腸も動きにくくなるため、栄養の吸収と供給がアンバランスとなり、**「身体がうまく動かない」**状態になってくるのです。

躁状態にも関与している

　もともと双極症（双極性障害：躁とうつの両方がある気分の病）がある人は、外的刺激に対して敏感に反応してしまうという素因をもっています。前項（→ p.91）で説明したストレス反応の際にも、ノルアドレナリンが放出されすぎることによって躁状態に転じることがあります。これはお薬で抑えることができません。ノルアドレナリンが減ったときにそれを調整する役割の抗うつ薬はありますが、増減をコントロールすることはむずかしいのです。

セロトニンの歴史

　うつ病の典型的な症状は、セロトニン不足によって起こります。最初にセロトニンの歴史をみてみましょう。

第二次世界大戦直後

　第二次世界大戦直後の研究で、セロトニンという物質が血管を収縮させることが判明しました。当時はセロトニンを投与して血管を閉じる治療に使えないかと考えられましたが、そこまで強い血管収縮作用はありませんでした。

　その後の研究から、1990年代になって、片頭痛で起こる血管の収縮は、脳の血管のセロトニン動態がトラブルを起こして生じていることがわかってきて、新しい片頭痛の治療薬が開発されました。

　セロトニン発見の3年後、腸管を収縮させる物質としてエンテラミンが見つかりましたが、しばらくして、このエンテラミンがセロトニンと同じ物質だということが判明しました。化学物質の命名は、先に発見された物質の名称に統一するという慣習があり、「セロトニン」に統一することになったのですが、なぜかそれが徹底されなかったのです。そのため、学術雑誌ではセロトニンを「5-HT」と表記することが一般です。「5-HT」という表記の物質は、セロトニンだと思ってください。

　1970年代に入り、定量技術が進み、少量の物質でも検出できるようになると、セロトニンは脳の中だけでなく、身体の各所に受容体があることがわかってきました。**体中の調節機能にかかわっている**ことや、**受容体の種類によって生理機能が違う**ことなどもわかってきました。さまざまな機能が明らかになってきたのはここ20〜30年ほどで、最も重要な生理機能である脳内でのはたらきが明らかになったのは、1980年代になってからなのです。

セロトニンはストックがむずかしい

セロトニンの体内総量はたった10mg

　脳機能の恒常性を維持する役割をもつセロトニンですが、脳のなかにある量は実はものすごく微量で、**90%以上は腸の中**にあります。「ほとんど腸の中にあるのだから、セロトニンではなく、エンテラミンと表記したほうがよい」と主張する学者もいたほどです（**図4-4**）。

　人体中のセロトニンは総量で10mgしかなく、脳の中にあるセロトニンは、その総量のたった1%、つまり約0.1mgしかありません。そして、その0.1mgの10〜15%、つまり**0.01mg〜0.015mgという微量のセロトニンが減っただけで、うつ病やうつ状態になる**のです。たったそれだけの神経伝達物質の量の変化によって、人生が大きく変わってしまうのです。

セロトニンの体内総量 10mg

- 血管作用（血小板結合による循環セロトニン）
  分布率 9%

- 腸管収縮作用（クロム親和性細胞内セロトニン）
  分布率 90%

- 脳内セロトニン神経
  分布率 1%

図4-4　セロトニンの分布

> **Column**
> ## 腸はセロトニンで動いている
>
> 　セロトニンは腸管を収縮させる役割がありますが、脳機能の恒常性維持という重要な役割をするセロトニンが、なぜ腸のような単純器官に必要かという疑問はないでしょうか？　小腸と大腸を合わせると、その長さは9m近くにもなりますが、そんな長い腸管を逆流させずに、一方向に偏らずに動く、蠕動（ぜんどう）をつかさどるというのは、すごい調節だと思いませんか？　そのような精密な調和運動である腸管収縮のために、セロトニンは腸の中に分泌される必要があるのです。

セロトニンが枯渇しやすい理由

　脳内のセロトニン量の減少によって「うつ」が起きるのならば、セロトニンがどのように産生され、供給されるのかを解明してコントロールできれば、「うつ」は防げるのではないかと考えるのは自然です。ただ、そんな簡単にいかない事情があります。

　まず、セロトニンはどのように生合成され、どのような動きをするのかをみてみましょう。

1 セロトニンの動き

　前項（→ p.96）でも説明しましたが、**図4-5**中の「5-HT」はセロトニンのことです。**セロトニンはトリプトファンという必須アミノ酸からつくられます。**セロトニンは神経終末からシナプス間隙に放出され、次の神経終末にある受容体に結合することで次の神経細胞にアクションを起こしています（**図4-5**）。

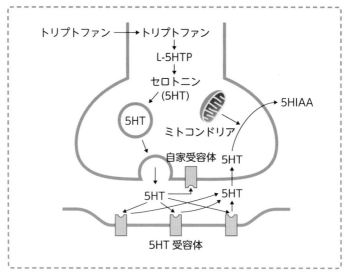

図 4-5　セロトニン受容体神経の模式図

②　セロトニン生合成の流れ

　神経終末の神経伝達物質を貯めておく小胞内に、ある程度の量の
セロトニンをストックすることはできますが、そんなに多くはスト
ックできません。さらにセロトニンの原料となるトリプトファンは
必須アミノ酸なので体内でつくることができないため、食事から摂
取する必要があり、摂取して間もないフレッシュなものでないと原
料として使えないのです。そのせいで、**セロトニンは使いすぎると
すぐに枯渇してしまうのです**。

　ストレスが長期間続くと、セロトニンが大量に消費されるため、
「うつ」になってしまいます。

トリプトファンを多く含む食品を摂取するのが効果的

　「うつ」の予防や「うつ」からの早期改善に、このような生体内での動きをどう利用できるでしょうか？　それは、**普段からトリプトファンをしっかり摂る食生活をしておく**ことです。

　トリプトファンを摂りやすい食品の代表は、**大豆**です。日本人は昔から味噌やしょうゆ、豆腐、納豆など大豆食品を多く食べていました。それらにはトリプトファンがたくさん入っていたのですが、食生活が和食から洋食に変わったことで、トリプトファンの摂取量が減ってきています。

　それが原因で「うつ」が増えているとはいえませんが、治りが悪いことには影響しているかもしれません。

「うつ」における睡眠障害

セロトニンが減少するとメラトニンも減少

　セロトニンが減って「うつ」になると、まず**腸が動かなくなります**。そうすると当然、食欲がなくなるわけで、**食欲がなくなったら、トリプトファンを摂り入れられなくなるという悪循環に陥ります。**トリプトファンは普段から意識してしっかり取っていないとストックはほとんどないため、セロトニンの合成量が減ります。

　セロトニンの代謝経路で下位に存在するメラトニンは、セロトニンの代謝物ですから、**セロトニンが減じれば、それに連動してメラトニンも減少します**（図 4-6）。

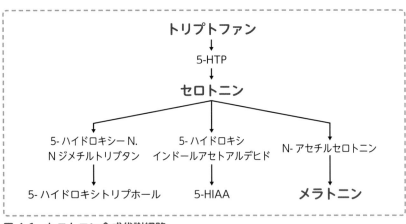

図 4-6　セロトニン合成代謝経路

うつにおける「眠れない」という症状は、セロトニンの減少に伴ってメラトニンが減り、睡眠の質や長さがコントロールできなくなることが原因で起こるのであって、ほかの精神疾患にみられる不眠症とは違うのです。そうなると当然、治療法（薬）も違うということです。

うつによる睡眠障害に、ベンゾジアゼピン系の睡眠薬の効果は限定的

古いタイプの睡眠薬の多くはベンゾジアゼピン系の薬剤で、脳の興奮を抑えることで不眠を解消する薬なので、「うつ」の睡眠障害には効果が得られないことがわかります。それにもかかわらずベンゾジアゼピン系睡眠薬を使用した結果、「うつ」が治っても睡眠薬をやめられなくなるという事態が起こりかねません。

「うつ」による睡眠障害は、基本的には、セロトニンを充填してメラトニンの合成量を増やすことで回復するため、**睡眠薬を使用した場合には、それを止めるタイミングの判断がとても大事**です。

Column

ナイトミルク

メラトニンは、睡眠を促すはたらきをもつホルモンです。メラトニン受容体に作用する薬剤で不眠症の治療を行います（→ p.171）。

欧米では、「ナイトミルク」といって、夜間や暗い場所で飼育されている乳牛から搾乳された、メラトニンの含有量が高い牛乳を、睡眠薬の代わりに飲む人もいます。

抗うつ薬を服用すると消化器症状が生じる理由

作用するサブタイプによって、出現する消化器症状は違う

セロトニンには、体内のさまざまな場所で多様にはたらきますが、受容体にもさまざまなサブタイプ（型）があります。メンタル不調にかかわりの深い受容体のサブタイプは、「セロトニン1A」と「セロトニン2」に結合するタイプです（図4-7、8）。

ただ、一部の受容体だけに効果を示すような薬剤を作ることはむずかしいのです。つまり、効いてほしくない受容体にも作用してしまいます。前項で説明したようにセロトニンは腸内に多く存在するため、セロトニンに関係する抗うつ薬を服用すると、副作用として消化器症状が生じるのです。

消化器症状でも、嘔吐するタイプと下痢をするタイプがあります。ご存じのとおり、抗うつ薬は「セロトニンの再取り込み」を阻害して見かけの量を上げる薬が多いのですが、その薬剤の特性が図4-7に示すように、どのセロトニン受容体サブタイプにアクションするかで、便秘か下痢かなど副作用に違いが出ます。

セロトニン受容体サブタイプを利用した薬剤

受容体のサブタイプを利用した薬剤にはさまざまな種類がありますが、精神科関連では、日本で開発されてアジア人には効果が高い、タンドスピロンという、セロトニン1Aに作用する抗不安薬があります。多くのケースで「うつ」と「不安」の症状が混在しますが、タンドスピロンで不安症状が抑えられるタイプは『うつ病』ではな

おもなセロトニン受容体	セロトニン不均衡による症状
セロトニン 1A	不安、抑うつ
セロトニン 2	不安、不眠、性機能障害
セロトニン 3	消化器症状、悪心・嘔吐
セロトニン 4	消化管運動機能障害

図 4-7　セロトニン受容体のサブタイプと生理機能

おもなセロトニン受容体	受容体に作用する薬剤
セロトニン 1A	タンドスピロン（抗不安）
セロトニン 1B/1D	トリプタン系（片頭痛治療）
セロトニン 2A 中枢	第二世代抗精神病薬（SDA、DSA）
セロトニン 2A 末梢	サルポグレラート（抗血小板）
セロトニン 3	グラニセトロン（制吐）
セロトニン 4	モサプリド（消化管機能改善）

図 4-8　セロトニン受容体のサブタイプと薬剤

くて、『うつ状態』だった」とわかることもあります。

　そのほかによく使われる薬剤としては、3章で取り上げた新世代の SDA や DSA（→ p.77）はセロトニン 2A に、片頭痛の治療薬として、セロトニン 1B や 1D に作用するトリプタン製剤があります。

　食欲の減退は腸管の動きが悪くなることによりますが、モサプリドはセロトニン 4 受容体に作用して、腸管の運動を促進させることができるため、抗うつ薬の副作用として出現する便秘の改善にも用いられます。

うつ病・うつ状態の治療薬

　繰り返しますが、モノアミンであるドーパミン、セロトニン、ノルアドレナリンの３つが相補し合って恒常性を維持していますが、いったんその恒常性が破綻すると、悪循環のスパイラルになることもわかっています。

　1960〜1970年代の精神科医は、「うつ」はいずれか１つのモノアミンに問題が生じることで発現すると考え、「セロトニンが悪いタイプのうつ病」とか「ノルアドレナリンが悪いタイプのうつ病」と論争していました。

　というのも、当時の抗うつ薬は選択性がなく、どのモノアミンにもアクションを起こすので、抗うつ効果がどのモノアミンに効果を示しているか、わからなかったからです。「選択性がない」ということは、すべての部位のモノアミン系神経に作用してしまうので、副作用が強くなるのは当たり前です。

ある研究調査から抗うつ薬の開発は飛躍的に発展

　1980年代、「うつ」は、アルコールや薬の影響、慢性疾患、特定の食べ物をたくさん食べることで生じるような現代病かもしれないと考えられていました。

　そんななか、米国で遺伝的にうつ病（気分障害）の多発家系が発見されました。それはペンシルバニア州で暮らすアーミッシュという一族の家系です。アーミッシュの人たちは、薬は服用せず、飲酒はしない、そして、電気も使わないような原始的で禁欲的な生活を行い、あまりほかの一族と交流しません。非常に家系のつながりが

強く、5世代くらい前の家族のことでも親族なら誰もが知っているというほどです。遺伝研究調査には、このような薬剤（薬物）やアルコールの影響がなく古い世代のことがはっきりわかる家系を追えることは、とてもめずらしいだけでなく、研究対象としては理想的家系（種族）なのです。

アメリカのNIMH（National Institute of Mental Health）、日本でいう厚生労働省の研究チームが、アーミッシュの一族のなかでうつ病（気分障害）の多発家系に遺伝子の検査をさせてもらったところ、**この家系にセロトニン受容体の脆弱性があることがわかった**のです（**図 4-9**）。

セロトニンがうつ病を誘発すると判明し、治療薬はSSRIが主流に

私は、この内容の詳細をアメリカで開かれた学会の基調講演で聴きましたが、会場は熱狂し、まさにセンセーショナルでした。「や

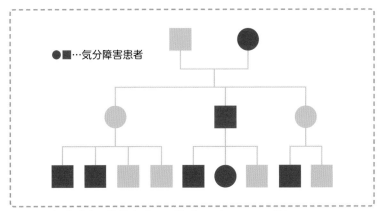

●■…気分障害患者

図 4-9　気分障害の集積家系の一部（アーミッシュ一族）

はり『うつ病』の原因はセロトニンだった！」と研究者の多くが納得した様子だったのを、鮮明に覚えています。この結果も後押しとなって、1990年代までの抗うつ薬の新薬開発は、SSRI一辺倒に傾いていったのです。

SSRI（Selective Serotonin Reuptake Inhibitor）は、日本語では「選択的セロトニン再取り込み阻害薬」といいます。SSRIは確かにそれまでの抗うつ薬と違い、重い副作用がない抗うつ薬です。それまでは、抗うつ薬を処方する際の説明として、「すべてのモノアミンに効きます。だから改善効果が高いのです。ですから、当然、副作用も多いことは我慢してください」と説明していたのが、「『うつ』の原因であるセロトニンに特化した薬剤ですから、副作用が少ないのが特徴です」に変わったのです。

セロトニン不足によって生じる体内の変化

図 4-10 はセロトニン神経細胞の神経終末と、次に信号を伝達

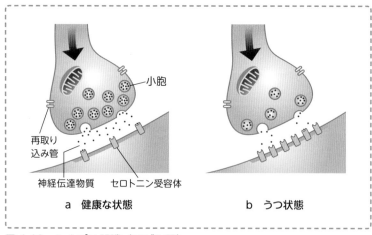

　　　　小胞

再取り
込み管

神経伝達物質　　セロトニン受容体

a　健康な状態　　　　　　b　うつ状態

図 4-10　シナプス間隙（モデル図）

する神経細胞の受容体を含んだシナプス間隙のモデルを示しています。左右の図を比べてみると、図の上から同じ信号が伝わっていますが、**神経終末に内包されているセロトニンと、放出されたセロトニンの量が、図 4-10b はどちらも少ない**ことがわかりますね。この状態が「うつ」です。

そのほかにも左右の図で違いがあります。それは図 4-10b のほうが**セロトニンの受容体数が多い**ことです。

むずかしい話になりますが、神経伝達物質の放出量が減って神経伝達に問題が生じると、受容体の量を増やして、悪い状況をなんとか改善しようとします。これが功を奏して改善すればよいのですが、うまくいかないと、今度はそれが治療の邪魔になってしまうのです。ですから、「うつ」になっても受容体が増える前に、**つまり「うつ」の初期状態に薬物療法を開始できれば、早い回復が見込めます。**

ただ、このような段階で受診する人は、なかなかいないというのが現実です。

また、「うつ」の薬物療法の効果がすぐに実感できない理由の一つとして、この神経細胞間の変化が関係しています。

SSRI が作用するしくみ

それでは、抗うつ薬はどのような作用で治療効果を示すのでしょうか？

神経伝達物質の再取り込みを阻害して作用する

3章では、ドーパミンが出すぎているときは受容体をブロックすることで治療しましたが（→ p.64）、**うつは神経伝達物質が少ないことが問題**です。理由ははっきりしていませんが、「うつ」になる人の体質なのか、セロトニンを産生する能力が低いため、打つ手がないのです。ですからセロトニンをたくさん産生して、放出量を増やすのがいちばん簡単な解決方法なのですが、人体でそれを実現できる薬はありません。セロトニンを直接、脳に注入できればいいのですが、それもできません。

そこで注目されたのが、神経終末の図に記したパイプ状の機構です。

図 4-11 の機構は、シナプス間隙（神経細胞）に放出された神経伝達物質を、再度、神経終末細胞（前細胞）に取り込んで、小胞（袋）に蓄えるものです。ただでさえ、シナプス間隙の神経伝達物質が少ない状態なのに、再取り込みが行われると、さらに神経伝達物質が減ってしまいます。

神経伝達物質は受容体に結合後、いったん結合を解かれ、神経間隙を漂うのですが、このとき前細胞の「パイプの穴」を塞いで再取り込みを阻害すれば、神経間隙の神経伝達物質は、再び後細胞の受

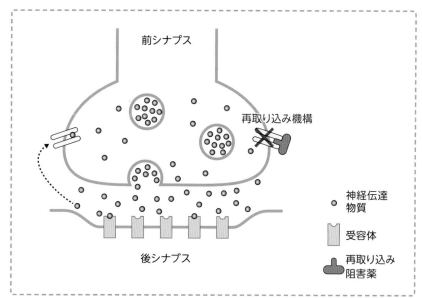

前シナプス

再取り込み機構

神経伝達
物質

受容体

再取り込み
阻害薬

後シナプス

図 4-11　神経伝達物質の再取り込み機構

容体に結合します。このアクションが繰り返されることで、相対的にセロトニン量の減少をカバーして信号が伝わるようになり、症状が改善していくというわけです。

　抗うつ薬は再取り込み機構（パイプの穴の部分）を塞いで、減少している神経伝達物質の量を"見かけ上"補正して、回復に導きます。

SSRIとSNRI

　この章のはじめで、うつにはセロトニンだけでなく、ノルアドレナリンが関係していると説明しました（→ p.89）が、「うつ病」「うつ状態」のいずれにも、必ず**セロトニンの放出量減少がベースにあ**ります。そして、うつには**ノルアドレナリンの放出量も減少してしまうタイプがあります**。簡単にいえば、セロトニンだけに問題があ

111

る場合の治療薬は SSRI（選択的セロトニン再取り込み阻害薬）、ノルアドレナリンとセロトニンの両方に問題がある場合は、セロトニンにもノルアドレナリンにも効果する治療薬が必要となるということです。

　そこで、ノルアドレナリンに対しても SSRI と同じ作用をする、つまり SNRI（セロトニン・ノルアドレナリン再取り込み阻害薬）という薬剤が開発されたのです。

　SSRI の 1 つ目の「S」はセレクティブ（selective）「選択」で、2 つ目の「S」はセロトニンですが、SNRI の「S」と「N」はセロトニンとノルアドレナリンの頭文字です。選択的ノルアドレナリン再取り込みの阻害薬という薬剤分類は存在しません。

抗うつ薬の使い方・留意点

副作用の少ないSSRIが第1選択に

　抗うつ薬にもいろいろな種類があり、近年の治療の動向としては、抗精神病薬と同じように**副作用が少ないものを選ぶのが主流**です（**図4-12**）。先ほども解説しましたが、「うつ病」「うつ状態」のいずれにも、必ずセロトニンの放出量減少がベースにあります。ですから、明らかに「うつ」という所見があるケースには、世界的にも**SSRIが第1選択**になります。

1. 抗うつ薬の選択
副作用の少ないものから選択
- SSRI（パロキセチン、フルボキサミン、セルトラリン、エスシタロプラム）
- NaSSA（ミルタザピン）
- SNRI（ミルナシプラン、デュロキセチン、ベンラファキシン）
- 三環系・四環系抗うつ薬

2. 併用薬
消化管保護や不眠に対して
- 胃粘膜保護薬
- 中・長時間型睡眠導入剤

3. うつ状態が著しい場合
抗精神病薬を併用

図4-12　近年の治療動向

ノルアドレナリンの解説で「仮面うつ病」について触れましたが（→ p.89）、「うつ」の所見が認められないうちに「仮面うつ病」と確定診断できれば、SNRI を選択すればよいのですが、「仮面うつ病」だったのに、受診する段になるとセロトニン系が優位になっており、結局、SSRI を処方するパターンが少なくありません。こうしたことから、**SSRI を最初に選択することで、ある程度、改善が見込める確率が高くなるため、第 1 選択とされています。**

　ただ、厳密な観察を行って症状を分類すれば、SSRI と SNRI のどちらを最初に使えば、ロジカルな治療が行えるかはわかります。

抗うつ薬の種類

SSRIとSNRI

　SSRIにはパロキセチン、フルボキサミン、セルトラリンとエスシタロプラムがありますが、アジア人には欧米人と違ってフルボキサミンが効きやすいようです。とくに主体は「うつ」であるものの、「不安」や「強迫観念」を併せもっているケースには、**フルボキサミンは使用用量の幅が25〜150mgと広く、症状と効果をみながら徐々に増量できるというメリットがあります**。精神科を専門としない診療科の医師たちも使いやすく、そのためフルボキサミンが使用されるケースが多いのではないかという印象です。

　日本で処方可能なSNRIには、ミルナシプラン、デュロキセチン、ベンラファキシンの3つがあります。このほかにNaSSAという分類のミルタザピンがあります。これはドーパミンにも少しアクションをするお薬ですが、ここでNaSSAについて説明すると理解の混乱を招く可能性もあるのので、ここでは割愛します。

三環系・四環系

　これらの新しい抗うつ薬に対して、**三環系や四環系という分類の古いタイプの抗うつ薬**があります。この「三環」とはなにかというと、薬剤の化学式の骨格に、亀の甲羅のような「ベンゼン環」という化学構造が3つ連なっていることを示します。3つ連なるのが「三環系」、4つ連なっているものが「四環系」です。

三環系や四環系の抗うつ薬は、古いとはいってもいまだに現役で、副作用が強いというデメリットを除けば、「抗うつ」効果は新世代のものよりも高いと評価する精神科医も、少なくありません。うつ病で自殺を考えているようなケースには、その衝動性をただちに制御する必要があります。このようなときは、三環系抗うつ薬と、興奮を抑えて鎮静を得るのに抗精神病薬（よく使われる薬剤としてはレボメプロマジン）のコンビネーションは、非常に有用です。

　レボメプロマジンは、精神的な鎮静もそうですが、身体の抑制効果があり、服用すると身体が重くて自傷・自殺のアクションも取れない状態になります。それこそ飛び降りてしまいそうな状態の人を身体拘束するよりは、このような薬物療法で抑制するほうが、後々の経過にも有益と考えられます。

処方のときに考えないといけないこと

予防的なセット処方は厳禁！

　まずは、こうした副作用の少ない抗うつ薬をメインに治療を開始しますが、多くの精神科医が失敗するのは、副作用をすべて薬剤でコントロールしようと試みることです。新世代の抗うつ薬は、副作用が少ないとはいっても、消化器症状の副作用があることは前述のとおりです。しかし、これも最初から抑えてしまおうと考え、あらかじめ抗うつ薬と消化器系に作用する薬剤を、セットにして処方してしまうのです。

　初期に副作用が強く出る人たちは、治療をやめる際の薬剤の減量によって中止後発現症状（中断症状）が出現しやすい傾向があります。それが原因で抗うつ薬をやめるタイミングを逸して、漫然と抗うつ薬による薬物療法を続けてしまうという失敗を、引き起こしてしまうのです。

　副作用のない治療薬はこの世に存在しないのですから、それを正しく説明し、**副作用が出るのか出ないのかを見きわめること**が必要なのです。そして「副作用が出たらこういう対処法があります」と伝え、症状が出てから対症療法薬を投与すればよいのです。「不快な思いをさせたくない」という気持ちは大事ですが、最初からセットでの処方はやめなくてはいけません。

　また併用薬剤が増えれば、身体的には代謝に、医療経済的にも不要な負荷がかかるということも、予防的セット処方は厳禁という理由になります。

「うつ病」の不眠症状にベンゾジアゼピン系睡眠薬は根本解決にならない

うつにおける睡眠の障害の薬物療法にも、留意が必要です。先にも説明したとおり（→ p.102）、睡眠システムから考えたとき、「うつ」における睡眠問題の原因は、メラトニンが不足していることです。ですから、ベンゾジアゼピン系の睡眠薬（睡眠導入剤）では、原因を解決して、睡眠を安定させているのではありません。それでも、「うつ」であることがストレスという二次的な問題で、どうしても睡眠の導入が必要な場合のみ、中長時間型睡眠薬を短期間だけ使います。

睡眠薬についてはあとで詳しく解説します。

心と身体の症状を考慮した抗うつ薬の選択

　抗うつ薬選択の推奨アルゴリズムというものが存在しますが、そのスタートの部分の選択肢に表示されているのが、なんと「SSRI／SNRI」。これでは、やみくもに処方して、患者さんで答え合わせをしているようなもので、患者側に負担がかかるだけです。少しでも薬剤選択の手がかりとなることはないのでしょうか？

セロトニンとノルアドレナリンの違い

　図 2-8（→ p.38）で、セロトニンとノルアドレナリンの脳内の神経線維は、ほぼ同じところを走っていると説明しました。ですから、コントロールしている部位や機能の多くは同じです。そこで、機能の違う部分がないか比較するために、セロトニンとノルアドレナリンの特徴を**図 4-13**にまとめました。**それぞれが単独で担う機能として、セロトニンは「気分・認知・衝動」、ノルアドレナリンは「意欲・活動」があります。**

　セロトニンが減ると気分や落ち込み、まわりからどう見られているかや、自分の価値の認識が悪く感じられる認知障害、自傷（自殺）を考えてしまう衝動などの問題が生じます。

　ノルアドレナリンが減ると、「なんとなくやる気にならない」という意欲減退や、倦怠感などの身体の不調から、活動性の低下が生じます。前者のほうが、一般的な感覚からも精神的な問題、つまり「うつ」っぽいと感じられ、後者のほうが身体的な不調と映ると思います。

	セロトニン	ノルアドレナリン
起始部	縫線核	青斑核
投射部位	大脳皮質、視床、視床下部、扁桃体、線条体	大脳皮質、視床、視床下部、扁桃体
機能	気分・認知・衝動食欲・睡眠・性欲自律神経	意欲・活動食欲・睡眠・性欲自律神経

図4-13　セロトニンとノルアドレナリンの特徴

薬剤はロジカルに選択する

　このような他覚的所見として、心と身体、どちらが先行しているかを考えます。**心が先行している場合はSSRI、どちらの症状もあるという場合はSNRIを選択する**というロジカルな選択をしていくと、そのケースに適した薬剤が、比較的早く見つけられるというわけです。SSRIとSNRIにはさまざまな種類があるため、そのなかから、どの薬を選択するかまで理解してもらうには、さらに基本となる薬理学的知識が必要となるので、これ以上はここでは説明しません。

＊　　　＊　　　＊

　重要なことは、心身のさまざまな症状を観察すれば、抗うつ薬は、あらかじめ選択肢を絞って処方することができるということです。そのことを理解しておいてください。

抗うつ薬の Q&A

　抗うつ薬について、「飲んでからどれぐらい経てば効いてくるのか」という質問を、よく受けます。「うつ」の症状が現れて早い段階であればあるほど、治療効果は早く現れ、一般的に治療期間も短いことがわかっています。再発の場合や、セルフチェックがよくできている場合、「なにかいつもと違う気が」や「以前の不調の始まりのような」という状態で服薬再開すると、数週間で改善することも少なくありません。

Q　なぜ消化器系の副作用が多く出現するの？

1 ほとんどの薬剤で主作用よりも副作用が先行する

　治療薬は、トラブルが起こっている場所に作用するにしても、薬剤が作用して、定常の状態へ移行するステップを経てから、効果が発現します。そのため、効果（主作用）が認められるようになるには、服用してから時間を要します。しかし、本来は作用してほしくない部位には、移行ステップがないためすぐ作用してしまうので、新しいトラブル（＝副作用）は服用してすぐに発現します。ほとんどの薬剤で**副作用のほうが主作用よりも先行**するのは、こういう理由があるからです。

2 腸には "うつ" にかかわる神経系と同じ神経伝達物質がある

　よく、「抗うつ薬にはどんな副作用がありますか」と質問されますが、**新しい抗うつ薬では消化器症状が目立って生じます**。

121

吐き気、食欲不振、便秘や下痢など、症状はいろいろですが、同じ抗うつ薬なのに、下痢と便秘、真逆の副作用があります。それはお薬の特性によるものです。ですから、副作用についての質問に「**腸の中に、"うつ"と関係のある神経系と同じ神経伝達物質が存在しているからです**」という説明ができれば完璧な回答です。

Q　ほかの薬との飲み合わせに問題はありますか？

1 同じ代謝経路の薬剤との併用に注意

多くの抗うつ薬は、肝臓の CYP2D6 という酵素で分解されます。おおざっぱな言い方ですが、**生活習慣病の治療に使う薬、とくに降圧薬も同じような経路で代謝されます**。ですから、それらの薬剤を抗うつ薬といっしょに服薬すると、**濃度が一定にならなかったり、**肝臓で分解しきれずに**濃度が思った以上に上がり、急な副作用症状が出現する**のです。

抗うつ薬の効果の側面からすれば、少ない量でもよく効いてくれるというケースもありますが、逆の場合、たとえば高血圧症の治療薬が効果しすぎて血圧が下がり過ぎ、生活に支障が出ることがあります。

「うつ病」は中高年に発症するケースが多く、精神科を受診する患者さんは、けっこうな確率で内科で処方された治療薬を服用しているので、薬歴の聞き取りは非常に重要な作業です。

2 薬以外で NG の食品も

薬以外で注意すべき組み合わせでは、**グレープフルーツジュースやブルーチーズが代表的**です。SSRI を服用中にこれらを食べると、前述の酵素と関係して、抗うつ薬の血中濃度が大きく変動し、効果

に影響が出ます。

　グレープフルーツジュースは普段から飲む人もいるでしょうし、気を付けないといけません。だから、患者さんに「気を付けてくださいね」と助言はするのですが、日本人で、「うつ」のときに、あえてブルーチーズを食べる人はいないのではないかと思いますが、万一のこともあるので説明しています。

Q　どれぐらいで治りますか（服薬をやめられる）？

1 薬をやめるためには時間が必要

　服用して効果が出てから、安定した病像が３か月以上は維持できないと、薬剤を減量することはできません。安定してきた時点で、「よくなったとご自身で感じてから、少なくとも３か月間は、お薬をやめることはできません。絶対に必要です」と注意喚起します。

　経過が順調であれば減薬を計画しますが、服薬初期に副作用が強く出た人は、減薬するときにも副作用が出ることがあります。その際、服用し始めたときに出現した症状とは違った症状が発現するため、再発と思ってしまうことさえあります。再度、「自分で勝手に減量を早めたり、服用をやめると、思いもよらない症状が出る可能性がありますので、絶対に自分で調整することはやめてください」と伝えておくことが大事です。ここが、治療期間を短縮できるか長期化するかの分かれ道でもあります。

2 減薬の流れ

　通常、減薬から中止までに３〜６か月ほどかかります。ケースによりますが、当事者が改善を感じられるようになるまでに１〜２週、安定するまでに３〜４か月、そこから変動なく安定維持する期間が

３か月。合わせて６か月となります。そこから、さらに３～６か月かけてゆっくりと減薬し、中止します。このように、**最長で１年ぐらいで通院終了となるケースが、経験的な平均治療期間**となります。

　ただ、症状や個体の性質で治療期間の長くなるケースが少なからず存在するので、当事者や家族・支援者が回復を焦っていることが確認できたときには、「回復を焦るほうが、かえって治療期間が長くなります。**焦る気持ちはわかりますが、ゆっくりしっかり治しましょう**」と伝えるようにしています。

Q　依存性はないの？

　これは最近よく訊かれる質問です。抗うつ薬がやめられないのは、依存性があるからではと考える人がいるからです。また、抗うつ薬を服用する患者さんはそもそも不安になりやすい傾向があります。薬があったほうが安心と思うような性質をもっているからこそ、服用し続けてしまうという点で、精神依存になっている可能性は完全には否定できません。しかし**科学的には、再取り込み阻害部分に作用する薬剤に依存は存在しません**。ですからわたしたち医療者は、この質問に対しては、「基本的に抗うつ薬に依存性はありません」と回答するしかありません。

　医師には質問しないことを看護師に質問する人は少なくありません。そんな場合は、「抗うつ薬に依存性はないと聞いていますが、薬の作用など詳しいことは担当医に説明を受けてください」と回答することを、お勧めします。

5章

睡眠薬

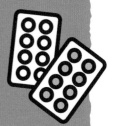

睡眠薬はすべての診療科で必須の知識

　入院中の患者さんは、環境の変化や治療侵襲によって睡眠のリズムが変化し、不眠を訴えることが少なくないため、睡眠薬はすべての診療科目で使用される薬剤といえるでしょう。

　睡眠薬には大別して、**従来からあるベンゾジアゼピン系の睡眠薬**と、**近年登場した非ベンゾジアゼピン系などの新しい作用機序の睡眠薬**があります。後者が登場した背景には、睡眠薬の最大のデメリットである「依存」の問題を低減することにありますが、依存には身体依存と精神依存が存在し、科学的に身体依存が生じない薬剤でも、精神依存が絶対に生じないとはいえません。ですから処方薬依存を生じさせないよう、**安易に投薬しない、安易に服薬させない**ためにも基本の知識を身に付けておくことが必須です。

　次の6章でも、老年期の薬物療法で、睡眠薬の使用を慎重にしなければならない理由が理解できますから、しっかり知識を身につけましょう。

マイナートランキライザー
（睡眠薬と抗不安薬）とは

メジャートランキライザーと
マイナートランキライザー

はじめに、従来からあるベンゾジアゼピン系睡眠薬について解説します。

「トランキライザー」とは、図 5-1 に示すように「鎮静をかけるもの」とか「興奮を抑えるもの」という意味の造語です。1990 年ごろまでは精神科ではよく使われた言葉ですが、最近はあまり使いません。ただ、精神科を専門としない人には、この古い概念で説明するほうがわかりやすいと考えるので、あえてこの "トランキライザー" の分類を用いて説明します。

"tranquil"＝「落ち着いた」、「静穏な」という意味
"tranquilizer"＝「落ち着かせるもの」＝「精神安定剤」

「抗精神病薬」＝メジャートランキライザー
「抗不安薬」＝マイナートランキライザー

薬理作用によるマイナートランキライザーの分類

催眠作用＞抗不安作用：「睡眠薬」
催眠作用＜抗不安作用：「抗不安薬」

図 5-1　トランキライザー

神経伝達物質がまだ見つかっていなかった時代には、薬剤が脳の中でどのような動態で作用しているかはがわかっていなかったため、「"精神状態を落ち着かせること"ができる薬剤＝トランキライザー」というくくりで扱われていました。そのなかでも大きく、**メジャートランキライザー**と**マイナートランキライザー**の2つに分けられました。

　鎮静効果が強く、抗精神病作用があるものがメジャートランキライザー、メジャートランキライザーに比べると鎮静効果は弱く、抗精神病作用がないものがマイナートランキライザーです。ですから睡眠薬はマイナートランキライザーに分類されます。

睡眠薬と抗不安薬は同じ薬理作用

　このマイナートランキライザーには、睡眠薬と抗不安薬があります。

　マイナートランキライザーには、「抗不安作用」「催眠作用」「筋弛緩作用」の3つの薬理作用が、必ずセットで備わっています。しかしこの3つの作用のうち、処方薬として承認される、つまり薬理学的効果として認められるのは、「抗不安作用」「催眠作用」の2つで、筋弛緩作用は副作用の扱いです。

　図 5-1 のように、抗不安作用が催眠作用を優る薬剤を抗不安薬、その逆が睡眠薬と分類されます。不眠症状に抗不安薬が処方されて、不眠が改善するケースがあるのはこのためです。

　また、催眠作用と抗不安作用のそれぞれの強さは、薬理学的研究上の数値で規定されており、生体のなかでの作用・効果は個人差があります。抗不安作用と催眠作用のどちらが効果を現すかは、大きく違ってきます。

ですから、おおよその薬理学的強さを基準に処方しますが、**臨床現場では服用してからの実際の効果を見極めることが重要**となります。抗不安薬に分類されている薬剤でも、不眠の訴えに対して用いると「よく眠れた」ということがあるのも、薬理学作用を考えれば当然なことといえます。

よく効くマイナートランキライザー ほど依存性が強い

マイナートランキライザーは 同じ人でも効き方が違うことがある

マイナートランキライザーは、「効果が早い、高い＝よく効く」と感じられるからこそ、処方薬として存在しており、それがメリットです。デメリットは依存性が生じやすいということです。「有用性が高い」というメリットと、「依存が生じやすい」というデメリットが表裏一体の薬剤です。

マイナートランキライザーは、個人差だけでなく、同じ人であっても、抗不安作用、催眠作用、筋弛緩作用の強さが、ときと場合によって、違って出現する薬剤でもあります。その代表的な薬剤がエチゾラム（デパス®）です。

身体依存と精神依存

たとえば、交通事故でむち打ちになって、もう傷は癒えている（器質的には問題がない）のに痛みを訴える場合は、心因的に生じる生じる首と肩の筋緊張が主因です。そのような訴えに対し、整形外科ではよくエチゾラムが処方されます。

実際は、エチゾラムの「事故の後遺症である不安が解消されること」という効果によって治まっているのですが、当事者は"痛み"が治まる薬と認識しています。そのうち作用（効果）を感じる時間が短くなる"耐性"が生じて、服用回数を増さないと安定しなくなり、次には１回の服用量が増えていきます。

これが「**身体依存**」です。

マイナートランキライザーの服用によって、不安や不眠の症状は、時間の経過とともに自然に解消されてなくなります。それなのに、服用しなければ「なんとなく不調」「眠れない気分」という感覚が生じるようになり、「**精神依存**」が確立されてしまいます。このような経過で「**処方薬依存**」が生じてしまうのです。

安易な投薬が医原性の処方薬依存をつくる

すべてのマイナートランキライザー（抗不安薬と睡眠薬）は、適切な使用を怠ると、身体的にも精神的にも薬剤を止めることができなくなります。生活に支障が生じるといった「依存」が形成されます。そのため、最初に、**適切な薬剤選択や使用方法、使用期間を設定することが重要**なのです。

入院中の患者さんが、眠れないと執拗に訴えるので、"とりあえず睡眠薬"という安易な投薬が原因で、**医原性の「処方薬依存」**がつくられるということがある、という事実を認識してください。

抑制神経系

緊張や不安は脳の一部の神経細胞の過剰な興奮が原因

マイナートランキライザーの催眠作用も抗不安作用も、同じ神経伝達物質の受容体機構への薬理学的変化から生じています。

人間の脳神経系は、刺激に対して興奮しすぎると、自動で鎮静をかける抑制のシステムが備わっています。マイナートランキライザーはその抑制システムの作用を促進することで、催眠や抗不安の作用を作り出すのです。

緊張や不安という症状は、脳の一部分の神経細胞が興奮し過ぎていることが原因で生じます。それが精神症状だけでなく、二次的に身体の症状に波及することもありますが、症状を解消するには原因である脳細胞の興奮の程度を下げればよいのです。

では神経系が興奮しているのはどういう状態でしょうか？

人間の脳神経細胞は、電気的にプラスの活動電位がないと生命活動ができないため、通常時も少しだけプラスになっています。緊張や不安という症状では、神経細胞内部の電位が**とんでもなく高いプラス電位状態（過剰な興奮状態）にある**ということです（**図 5-2a**）。

興奮を抑える仕組みとは？

そもそも定常状態で興奮を適切にコントロールしている神経伝達はなんでしょうか？　それは、ガンマアミノ酪酸（GABA：

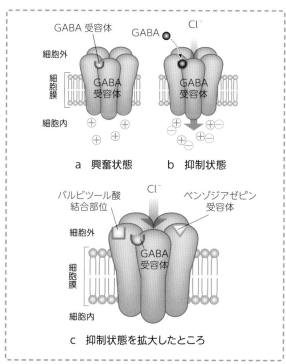

図 5-2　GABA 受容体の構造

Gamma Amino Butyric Acid）です。最近では、ストレスの解消や良好な睡眠に効果があると、GABA を多く含む食品などが「機能性食品」と表示されているのを、よく目にするようになりました。

図 5-2b に示すように、GABA が GABA 受容体と結合すると、細胞の内外をつなぐパイプ状の構造が変化して、マイナスイオンである塩素（Cl⁻）を細胞内に流入させることで、細胞内の高いプラス電位状態を電気的に中和して、興奮を治めるという仕組みです。

さらにこのパイプ上の構造を拡大したのが 図 5-2c です。パイプ状の構造は、図 5-2c のように、鼓のような形状の５つの構造物が、集まってできています。先ほど説明したように、GABA が GABA 受容体と結合すると、この５つの構造物が変化して、カメラのシャッターのように中心部が大きく開口し、Cl^- を細胞内に流入させるのです。

GABA、ベンゾジアゼピン、バルビツール酸

　パイプを形成する5つの構造物のうち2つは、生体内でどのような役割をしているか、いまだによくわかっていませんが、そのほかの3つの機能は解明されてきています。それらが GABA、ベンゾジアゼピン、バルビツール酸の受容体があり（図 5-2e）、それぞれが受容体に結合すると構造が変化して、Cl⁻が通れる状態になります。

　自然に備わった抑制機能として、GABA が GABA 受容体に結合して、Cl⁻を細胞内に流入させて興奮を抑えるのと同様に、ベンゾジアゼピンやバルビツール酸も、それぞれの受容体に結合すると、同じように Cl⁻が流入し、興奮を抑えるということです。

バルビツール酸は 適量を超えると呼吸が抑制されて危険

　バルビツール酸は、昔よく睡眠薬として使用されていました。1960 年代後半までの睡眠薬のほとんどはバルビツール酸で、現在も処方薬として存在しますが、不眠症の治療に臨床で用いられることはほとんどありません。

　バルビツール酸は、受容体に長時間結合したまま離れにくい性質があり、さらに服薬量が多いと Cl⁻が流入し続けてしまいます。本来の目的は、GABA の作用だけでは興奮が治まらない状態をサポートし、細胞の電位を是正して、興奮を解消することです。それが過効果となると、細胞内の電位がマイナスになってしまいます。

細胞は活動するために少しだけプラスの電位の状態が定常ですが、過効果によってマイナスに転じてしまうのです。マイナス状態ではなにが起きるか、**生命維持にかかわることとして呼吸抑制が生じます。つまり呼吸が止まってしまう**のです。

ベンゾジアゼピンは依存性が問題

　バルビツール酸系睡眠薬の代わりとして、「安全に睡眠をコントロールできる薬」というコンセプトで登場したのが、ベンゾジアゼピン系の睡眠薬です。

　ベンゾジアゼピン系薬剤は、**図 5-2c** のベンゾジアゼピン受容体に結合して効果を示しますが、バルビツール酸系のように結合したら離れにくいという性質から比べると、結合力が弱いといえます。ですから、バルビツール酸のように、生命への危険性がないということから、不眠症の治療薬の代表となりました。

　作用効果と発現の面で優れているものの、結合の程度が弱いことで効果が持続しないため、短期間でも耐性ができてしまい、「依存

Column
自殺目的で使用された睡眠薬

　バルビツール酸系の睡眠薬は多量に服用すれば、眠ったまま呼吸が浅くなって苦しまずに死ねるという噂が広がり、1960 年の終わりから 70 年代にかけて睡眠薬自殺が流行りました。世界的にも自殺目的で使用されることが多かったため、薬害としての問題に取り上げられ、多くのバルビツール酸系の睡眠薬は製造が中止されました。

性」が生じるという欠点がありました。近年、問題となっている「処方薬依存」は、すべてベンゾジアゼピン系薬剤といっても過言ではありません。

GABAがコントロールできれば マイナートランキライザーは不要？！

バルビツール酸系、ベンゾジアゼピン系のそれぞれにデメリットがあるのならば、人間の身体内に自然に存在している GABA 系自体を強化してはどうだろうか？　と考えるのは自然な発想です。そこから、GABA の原料になるものを身体に入れておけばいい、というのが最近の考え方です。

直接、GABA を注射しても脳には届きませんが、原料さえあれば、なにかあったときに、体内での GABA の合成が容易になるという考え方です。

この考え方を利用したものに、機能性食品として「ストレス解消の効果」を謳った、GABA が入っているチョコレート菓子などがあります。ただ現状では、臨床症状として不安症状や不眠症状が認められたケースに、GABA を多く摂取してもらっても改善効果は認められず、マイナートランキライザーを中止する際の補助や、予防的な対処方法と考えるべきでしょう。

マイナートランキライザーのメリットは大きい

　マイナートランキライザーの欠点ばかりを強調してしまいましたが、マイナートランキライザーは、デメリットを上回るメリットがあります。GABA 神経系（＝抑制系）の神経の機能が低下しているときに（図 5-3）、抑制機能を補うという効果が高い薬剤は、やはりマイナートランキライザーです。ですから現在も治療薬として存在する（承認されている）のです。

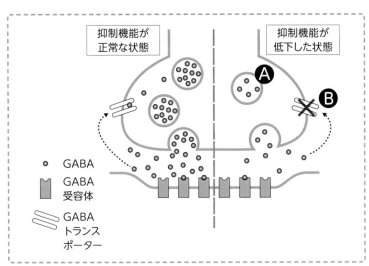

図 5-3　マイナートランキライザーのメリット・デメリット
Ⓐ GABA の放出が過剰となり産生が追いつかない場合や原因不明の GABA 産生の低下が起きた場合、興奮した神経系に対して抑制機能が低下
Ⓑ GABA の再取り込みに重要な役割をする GABA トランスポーターになんらかの障害があって、再取り込みに遅滞が生じて、GABA が回収不能となり、再利用分が減じて抑制機能が低下。

処方を避けるのではなく、デメリットを生じさせないよう、生じた場合には即対処できるように対応を考慮しながら、処方計画を立てて慎重に処方することが求められます。

「薬剤処方」＝「医療行為」という誤認が安易な処方薬を助長

日本は国民皆保険制度があるので、医療を受けるための負担割合が先進国のなかでは、ずば抜けて安価で済むため、自分が受けている医療費用が高いという感覚があまりありません。

また、問診、診察、説明という有形でない医療サービスを治療行為と認識しない人が多く、医師がなにかしらのアクション（＝薬を処方）をしないと、患者さんは治療された気持ちにならないという、日本の医療特有の問題があります。「薬物療法は必要ありません」とどれだけ詳細に説明しても、薬を処方しないと満足しない患者さんは、驚くほど多いのです。**患者さんの希望を満たすために、医師がやむなく薬を処方する背景があることも、処方薬依存をつくり出す一因であることを知っておく必要があります。**

薬剤処方は世代による価値観も考慮して処方する

世の中には、「『薬』という言葉がつくものは、すべてが嫌い」という人が、一定数存在します。治療上、どうしても必要な薬でも、絶対に飲みたくないと拒否します。またその逆で、薬剤に多大な信頼を置く、「薬大好きな人」（多くは処方薬依存の高リスク者）も存在します。彼らは必要以上に薬を処方しろとリクエストします。

また、治療薬に対する価値観は世代でも特徴があります。

高齢者は、一般的に治療薬が嫌いな人が多いのですが、一度、薬剤効果の恩恵を受けると、「お薬信者」のようになり、不調になるとすぐ薬を服用する人が少なくありません。

　中高年は、どちらかというと薬剤の効能をインターネットで調べて、納得したら必要に応じて服用するという人が大多数ですが、不安や不眠を訴えてメンタル不調状態が長期になると、薬に頼ってしまう傾向にあります。

　若い世代は処方薬・市販薬に限らず、製剤に対してまったく抵抗がありません。これが原因で製剤の形をしている薬物（違法なドラッグだろうと認識できる物であっても）であれば、「みんな使っている」と言われれば抵抗なく使用してしまう傾向にあります。

　このように、**世代によって"薬"の価値観は大きく違う**のです。ですから、**年代によって治療薬の説明の方法は工夫する**必要があります。

睡眠衛生と睡眠障害

　「眠れない」という訴えに、その不眠の内容を精査せず、処置として睡眠薬を処方するのは、間違った医療行為です。その不眠が、神経伝達物質系の機能トラブルに起因するものなのか、生活習慣の問題に起因するのか、身体疾患の続発症状なのかなど、さまざまな精査鑑別を行ったうえで、最終的に「睡眠薬でなければ改善できない不眠である」と判断してから薬物療法を行うのが正しい医療行為です。

　そこで、「正常（生理的）な睡眠」とはなにかを睡眠衛生の観点から理解し、これに対して「睡眠障害」がなにかを解説します。

レム睡眠とノンレム睡眠（図5-4）

　睡眠は、その役割から2種類に分けられます。皆さんも用語はご存じだと思いますが、「レム睡眠」と「ノンレム睡眠」です。この「レム」とはどういう意味でしょうか。

- 睡眠は「身体」と「脳」を休息させるためにある
- 睡眠には性質の違う2つの睡眠がある
  急速な眼球運動を伴う睡眠をREM（Rapid Eye Movement）睡眠と、眼球の動きを伴わないノンレム（non-REM）睡眠は、徐波睡眠
- 睡眠はレム睡眠とノンレム睡眠が1セット
- レム睡眠の役割：「身体の休息」
- ノンレム睡眠の役割：「脳（大脳）」の休息

図5-4　レム睡眠とノンレム睡眠

乳幼児はまだ神経系が完全に発達していないので、寝ているとき
に目を薄く開けている場合があります。その薄く開いているまぶた
の間からのぞく眼球が、ギョロギョロと動いているのを見たことは
ないでしょうか？　この睡眠中の「早い眼球の動き」は、子どもに
特徴的な所見なのではなく、誰にでも観察できるものです。

　睡眠時に生じる、このような眼球の動きを「**急速眼球運動**
(Rapid Eye Movement)」といい、**レム（REM）** はその頭文字
をとったものです。このような眼球運動は、睡眠中には記憶を整理
する脳作業の一つとして夢を見ていることがわかっていて、その夢
のなかに想起された、記憶の対象物や場面の情報に向けた注意（＝
視線の動き）によって生じると考えられています。

　レム睡眠では、記憶の整理と定着の作業をし、大脳は活発に働い
ているものの、外界からの刺激には反応しません。身体は休息して
筋弛緩に近い状態になっています。 ノンレム睡眠はその逆で、大脳
を休息させ、レム睡眠時に休息させていた身体機能のリセットと、
覚醒後の再起動に向けた整備を行っています。

　この２つの睡眠で、身体を休めている時間と脳を休めている時
間を交互に繰り返します（**脳と身体が同時に休むことはありませ**
ん）。

　レム睡眠とノンレム睡眠は２つで１セット、その１セットの合
計時間は個人差があるものの、多くの人が90分前後です。眠りの
途中で起こされることがあっても、ちょうど１セットが終わった
タイミングで覚醒した場合は、しっかりと覚醒できるのですが、セ
ットの途中だと眠気や怠さ（力が入りにくい状態）が生じるのです。

睡眠時間の長短は
睡眠の「質」に関係しない

電車に乗っているときに、つい居眠りをしてしまうことがありますが、目覚めたときに、「乗り過ごした！」と驚いて周りを確認したところ、実際にはそうでなかったという経験をしたことがありませんか？

ではどうして「乗り過ごした」という感覚が生じたのでしょうか？ 短時間しか眠っていないのに、長時間眠ったのと同じような実感が生じたからです。疲れている状態で、単純で同じ刺激（＝電車の連続する騒音や同じ揺れ）が加わると、脳の活動は急速に低下し、睡魔に襲われます。そのような状態で居眠りが始まると、一気に睡眠深度は深まるのです。

「休息」の度合いは「睡眠深度×時間」で決まる

睡眠の役割である「休息」の度合いは、「睡眠深度×時間」で決まります。ですから実際は短い時間しか寝ていなくても、睡眠深度が深ければ、普段の夜の睡眠のように、ゆっくり時間をかけて睡眠深度を深めて長い時間眠るのと、同じ感覚になるのです。

先程の電車の居眠りのケースでは、「睡眠深度×時間」でみると長時間眠ったのと同等の「睡眠の質」を感じて、寝過ごしたと思ってしまったというわけです。「睡眠の質」は睡眠時間では計れません。ですから、睡眠充足時間は人それぞれなのです。ただ、統計的に睡眠時間は6~8時間の人が多いことから、それが健康的な睡眠であると印象付けられているのです。

特に 50 歳代以上の人たちは、そのような統計の知識から、「ヒトは 7～8 時間寝るのがいい」と思っています。人によって適した**睡眠のタイプは違うのに、時間だけを気にすることから、生理的には病的要素がない、「自称 睡眠障害」がつくり出される**のです。

　そのようなケースが存在するという認識が必要です。

金縛りは心霊現象ではなくレム睡眠の異常

　先にもお話しましたが、**ノンレム睡眠とレム睡眠は 1 セット**で、その間隔は、個体差はありますが、**平均して 90 分**といわれています。その約 90 分の倍数で目覚めれば、しっかりと覚醒できます。身体が健康であれば、個体の睡眠周期の切り換えのタイミングでスッキリ目覚められ、目覚まし時計が鳴る前に自然と目が覚めることさえあります。

　それに対して、切り替えのタイミング以外に、大きな音などなんらかの原因で起こされてしまうと、身体がだるかったり、覚醒しきれずに寝ぼけたりするのです。

　レム睡眠時の途中、つまり脳は動いているのに身体はまだ寝ているという状態で眠りから覚めてしまうと、**眼は開いていて周りの状況はわかるのに、筋弛緩状態で身体が動かない**ということがあります。それを俗に「金縛り」などといって心霊現象という人がいますが、心霊現象でもなんでもなく、睡眠の生理現象で説明できることです。ひどく疲れているときや、ストレスが高い状態であれば起きうることですが、頻繁にこのような現象が生じる場合は、レム睡眠異常という睡眠障害なので精査が必要です。

> 年齢による睡眠の実態と
> 意識の違い

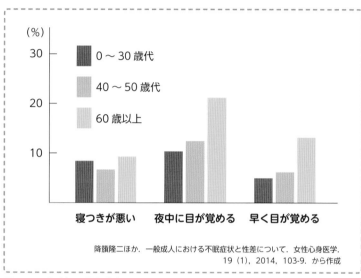

図 5-5　年齢と睡眠障害

長時間睡眠は疲れを取るどころか　睡眠障害のきっかけに

　図 5-5 を見ると、高齢になるほど連続睡眠ができなくなっていることがわかります。健康で体力があれば、「まとめて眠る」長時間睡眠ができます。皆さんも、若いときには徹夜の後の疲れた切った後に、10 時間以上ずっと寝続けた経験があるでしょう。長時間連続して睡眠を維持するのにも体力が必要なので、歳を取ると睡眠を維持する体力がなくなることで連続して眠ることができなくなるのです。

俗に言う「寝だめ」では、睡眠不足の解消はできないのですが、社会人になっても、学生時代のように、休日に長時間寝て平日の仕事の疲れを回復しよう考えがちです。実際に土日の休暇に平日より長く眠って生活時間のリズムを崩すと、次の月曜日にはかえって不調となってしまいます。

睡眠生理・睡眠衛生について知っておこう

　その不調の原因を「まだ眠りが足らなかった」と思ってしまう人が、近年、増加傾向にあります。またそのような状態を「熟眠できない＝不眠症」と認識している人も少なくないため、**睡眠生理・睡眠衛生の知識の啓発が重要**となってきています。

　日本がほかの先進国と比べて生産性が低いのは、このような間違った休日の使い方で、つねに疲れているからともいえます。睡眠不足を感じさせないようにするには、平日・休日を分けずに毎日同じ時間に起きることが重要です（休日に疲れを感じている場合には、午後に少し昼寝するぐらいにしておくことです）。

　午前中は身体を動かし、身体と脳の両方を均等に疲れさせる生活習慣を確立できれば、よりよい睡眠が得られます。

「6〜8時間眠れないと不眠」と思っている人は多い

　図 5-6 は年齢別の睡眠時間の統計です。前述のとおり、このグラフからも、6〜8時間寝ないと「眠った気」にならない人が圧倒的に多く、高齢者になればなるほど、その傾向が強いことがわかります。さらに最近の統計では、60歳以上の人たちが、健康を意識するあまり、必要以上に睡眠時間にこだわるという結果が出ています。

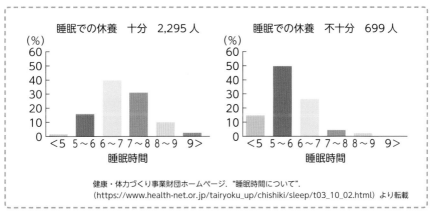

図 5-6　日本人の成人全体の睡眠時間
睡眠が充実していると答えた人では、6～7 時間がもっとも多く、次いで 7～8 時間となっている。一方、睡眠が充足していないと答えた人では 5～6 時間が最も多く、次いで 6～7 時間である。つまり、成人の場合、およそ 7 時間が睡眠充足の目安となり、6 時間を割ると睡眠不足を感じる、ということがわかる。

　　日本の人口分布でいちばん多い団塊の世代が後期高齢者となる数年後には、睡眠薬の処方を求めるケースが増加すると予想できます。そのときに、医療者が「健康な睡眠は、薬物療法のみで取り戻せるものではない」と説明できれば、睡眠薬のトラブルや処方薬依存を防止できるでしょう。

睡眠には 筋肉量と体温コントロールが重要

深部体温を下げ、体表は冷えすぎない状態が入眠しやすい

　睡眠に関する研究から、体温変化と入眠には相関があることがわかっています。深部体温が低くなると入眠しやすくなります。体表からの放熱量を多くすることで深部体温は下がりますが、放熱しすぎて体表が冷えすぎると覚醒するので（寒さを感じて中途覚醒する原因）、体温全体のコントロールが重要です。

　放熱して深部体温を下げ、かつ体表が冷えすぎないように調節できる健康状態であることが、よい眠りをつくるということです。

発熱する際の熱源は筋肉

　体表温度が下がり過ぎたら今度は発熱が必要となりますが、その熱源は筋肉です。

　欧米人よりアジア人のほうが筋肉量が少ないため、眠りにくい傾向にあるとの研究報告があります。実際、欧米からの観光客が、冬場でも半袖のTシャツ姿で散策している姿をよく見かけます。それは寒さに強いのではなく、筋肉量が多くて発熱量が高いため、体表温を高めに維持できるからなのです。

　筋肉量が少ない人は体温のコントロールが不得手で、睡眠も不充足な可能性が高いと考えられます。実際の臨床場面でも、春の暖かい時期になっても、まだ真冬用のダウンジャケットを着ている人の多くが睡眠不充足ですし、睡眠障害の人の多くが痩せ型であること

は事実です。ちなみに肥満傾向の人の睡眠障害で多いのは、睡眠時無呼吸症候群です。

不眠解消には運動が効果的

高齢者施設で「眠れない」と言っている人のほとんどは、見た目が太っていてもやせていても、筋肉量が少ない人です。当然ですが、改善方法は薬物療法ではなく、しっかり基礎体力をつけて、体温のコントロールができる身体にすることです。

私は、「眠るためには、運動がなにより大切ですよ」と伝えてます。頭を疲れさせれば眠ることができると考えて、むずかしい本を読むのでなく、「筋トレをしてください」と助言します。これは、高齢者だけでなく、全年齢層に効果があることです。

医療関係者はもっと筋トレをすべき!?

医療関係者の多くは睡眠不足です。重労働で身体は疲れていて、最近はコンプライアンスや情報保護などなにかと気苦労も多いのに、眠れない。こういう状況下であっても、筋肉に負荷をかけて運動を行えば短時間の運動でも筋肉量は増加します。そうすることで、睡眠不足の改善が期待できます。海外の医療ドラマでは筋骨隆々のスタッフが多いですよね。あれはドラマの演出でなく、実際の現場も同様です。

皆さんも、シフトが多い仕事で疲れていても、できるだけ筋トレすることをお勧めします。患者さんにも不眠解消のための生活習慣改善策として、「軽い負荷のかかる運動（筋トレ）をやってみてください。それでも眠れなければ再度精査して、それから投薬を考えてみましょう」と説明します。

睡眠薬で治療できない睡眠障害を知ろう

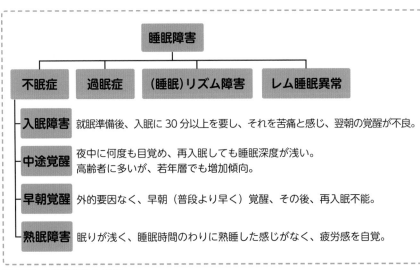

図 5-7　睡眠障害の分類

睡眠の正しい生理を理解したうえで、治療が必要ないわゆる「障害としての睡眠」は、大きく分けて 図 5-7 のように 4 つに分けられます。このうち、**過眠症、睡眠リズム障害、睡眠中の異常行動**の 3 つは睡眠薬では治療できない睡眠障害です。先にそれらを説明します。

過眠症

オーバースリープとかエクセシブスリープといわれる睡眠障害で、1 日 10 時間以上寝ないと体調が維持できないという睡眠障害です。

150

睡眠リズム障害

　毎日、**眠る時間帯がズレていく睡眠障害**です。

　昔、ナイターの試合が始まる時間になっても起きられなくて、欠場が続いた野球選手がいました。その原因を、生活習慣が悪いから問題のある人間である、職務怠慢だなどと酷評され、スター選手だったのに解雇されたというケースがありましたが、これは睡眠リズム障害典型例です。

レム睡眠異常

　これは**レム睡眠中に生じる行動異常で、夢遊病（sleep walker）や老年期精神障害の代表的な障害でもある、せん妄とも関係があります。**

　レム睡眠中で、眠っているのに会話しているような発語があったり、大声で叫んだり、寝相が悪いレベルを超えてのた打ち回って暴れたりするというような、異常な行動が生じます。

　レム睡眠時の異常行動の根本的な原因（病巣）は、まだ明らかではありません。ただ睡眠中の異常行動では、初期症状としてレストレスレッグス症候群やそれに類似する症状がよくみられるとされ、**脳の器質的な問題が原因と考えられています。**

睡眠薬でコントロールできる睡眠障害

　不眠症は、睡眠薬でコントロールできると考えられがちですが、薬物療法で改善できるものとできないものがあります。下位分類を1つずつみていきましょう。

入眠障害

　入眠障害は寝入りが悪い状態のことですが、それに伴って身体的な疲労や症状が発生している場合は、マイナートランキライザーを用いた薬物療法を行います。

　ただ、睡眠薬を選択するか抗不安薬を選択するかは、ケースバイケースです。皆さんも眠りにくいという経験をしたことがあると思いますが、それは眠る機能に問題があるのではなく、脳の興奮が継続していて、クールダウンするまでに時間がかかっているためです。「興奮冷めやらぬ」ということですね。

　眠るときは、脳をクールダウンさせないと、翌朝に覚醒（再起動）する際にトラブルが生じかねません。 脳の細胞が興奮しているということは、それに伴って「老廃物」も産生されているので、脳の血流を通じて老廃物を排出する必要があります。眠ってしまうと心拍数が落ちて血流量も下がるので、老廃物の排出が滞ってしまいます。

　ですから「眠れない原因」は、脳の興奮をクールダウンするのに時間が掛かっていることであり、「起きていなくてはならない状態」という生理的反応なのです。

入眠障害では、「早く眠りたいのにまだ眠れない」や、「この時間までには寝なくてはならない」と考えてしまいがちです。すると、今度はそれらが新しいストレスとなって、さらにクールダウンに時間がかかるという負のスパイラルが形成されます。

　ですから寝付きが悪いときは、眠れないことを意識せず、**なんでもよいので、楽しいと感じることをやってみる**ことが推奨されます。これは、過剰に興奮している部分とは違う部分の脳を使って、脳全体の血流量を上げることで、クールダウンが促進されるからです。

　ただし、「仕事で疲れが蓄積して解消されない」や「心配事が続いている」といった背景があって眠れない場合には、上記の方法では根本的に解決できないこともあります。そのような場合には薬物療法を行うことを検討しますが、基本は、可能な限り少量のマイナートランキライザーを頓服薬として、短期間だけ使用するよう、説明します。

中途覚醒

　中途覚醒は「熟眠できない」という睡眠障害で、さまざまな原因があります。高齢で頻尿のために夜間にトイレに起きると再入眠できないといった、なんらかの身体的な原因がある場合などは、薬物療法を検討するより先に、身体要因の改善を試みます。それでも睡眠の問題がまったく改善せず、日中の生活に支障が生じている場合に限り、睡眠リズムが戻るまでの短期間に限って、睡眠薬を処方して使うこともあります。

　ただ物理的な原因で目覚めてしまっているのに、本人はそれが自覚できておらず、思い当たる原因がないと訴える場合があります。

たとえば、なぜかいつも朝4時ぐらいに目が覚めてしまい、再入眠すると寝坊してしまうというケースでは、毎日、朝刊を配達しているバイクの音で目覚めていたものの、起きたときにはその音は消えているので原因がわかりませんでした。このケースでは、たまたま配偶者を徹夜で看病した日、その時間にバイクの大きな排気音と新聞が投函される音に気が付き、原因がわかりました。その後、耳栓をして寝るようにしたら、ぐっすり朝まで眠れるようになりました。

　このような冗談のような話が実際にあるので、どんなささいなことでも目が覚める原因になり得ることを伝えて、徹底的に原因を探してもらうことも必要なときがあります。

早朝覚醒

　早朝覚醒は睡眠障害のなかで見逃してはならない重要な睡眠障害です。**早朝覚醒の多くは、うつ病初期状態の一つの症状として現れます**。4章で取り上げましたが、うつ病による不眠症状の原因はセロトニンが不足していることで、セロトニンの代謝物である睡眠の維持に必要なメラトニンが不足して起こります。

　ちなみに、寝つきが悪くて眠れないといっている人は「うつ病」ではなく、外的な要因やストレスなど、脳が興奮する要因があるストレスが原因の、「うつ状態」の人がほとんどです。

熟眠障害

　熟眠障害は浅い眠りがずっと続いている状態で、原因は多彩です。ストレスに起因するケースがほとんどですが、精神的なストレスだけでなく、身体的なストレスでも生じます。メンタル障害であれば、

どのメンタル障害でも生じる可能性はあります。

　身体的に生じやすいのはメタボリズムによる障害です。糖尿病や高血圧症では、治療中でもコントロールが不良だと、睡眠時に行われる補正代謝を活性化する必要があるため、睡眠の深度が深まらないのです。このような問題が原因となっていないか、身体疾患の治療の有無やコントロール状態を確認します。コントロール不良が確認された場合は、その基礎疾患のコンディションを整え、それでも日中に耐えがたい眠気が生じて生活の質が低下している場合にだけ、睡眠薬を用います。

熟眠障害では、効果時間が長いタイプの睡眠薬を選択します。

　日中の耐えがたい眠気の評価で気を付けなければいけないことは、**睡眠時無呼吸症候群との鑑別**です。近年は日本の成人は肥満傾向にあり、睡眠時無呼吸症候群が非常に増えています。多くの睡眠時無呼吸症候群は舌根沈下による気道閉塞型なので、筋弛緩作用のあるマイナートランキライザーを用いると、さらに舌根沈下が助長され、無呼吸が悪化します。

　無呼吸が引き起こす酸欠によって、脳神経細胞へさまざまな影響が生じます。近年の研究では、中高年から睡眠時無呼吸症候群がある群では認知症の発生リスクが高いという報告もあり、睡眠時無呼吸症候群は、長期的には健康被害リスクの高い疾患であるという認識が必要です。

安易な睡眠薬処方が作り出す処方薬依存

　「不眠」の訴えには、十分に問診を行って精査・分類し、対処は薬物療法が第一選択ではないことを説明しました。

　精神科を専門としない医師が、患者さんに「眠れないから薬がほ

しい」と言われて、善意から処方してしまう気持ちはわかりますが、精査の結果として正確に原因を把握し、睡眠薬による薬物療法が必要なケースにのみ投薬することを心がけなければ、医原性の処方薬依存をつくり出してしまいます。

睡眠薬の選定

作用時間型	薬剤名（商品名）
超短時間作用型	トリアゾラム（ハルシオン®）、ゾピクロン（アモバン®）、ゾルピデム（マイスリー®）
短時間作用型	ブロチゾラム（レンドルミン®）、ロルメタゼパム（エバミール®）、リルマザホン（リスミー®）
中間作用型	ニトラゼパム（ベンザリン®）、フルニトラゼパム（サイレース®、ロヒプノール®）、エスタゾラム（ユーロジン®）
長時間作用型	クアゼパム（ドラール®）、フルラゼパム（ダルメート®）

※現在比較的よく処方される睡眠薬を中心に記載

図 5-8 睡眠薬の作用時間型

　睡眠薬の使用の指標になるのが半減期です。半減期とは薬剤の血中濃度が半分になる時間、つまり「薬剤が代謝されて半分ぐらいに減るまで」の時間のことです。半減期と効果時間に相関はありますが、「半減期＝効果時間」ではありません。たとえば、長時間作用型睡眠薬には 36 時間ぐらいの半減期の薬剤があります。「半減期＝効果時間」であるならば、長時間作用型の睡眠薬だと 1 日半眠ってしまうことになりますが、そんなことはありえません。

　薬理学的な半減期と効果時間を考慮して、睡眠薬の作用時間型をまとめました（**図 5-8**）。

超短時間作用型睡眠薬

入眠するものの眠りが深くならない不眠に対しては、超短時間作用型を選びます。効果が高いと実感されるため、習慣性（後には依存）が付きやすく、服用にあたっては注意説明が必要です。

1 トリアゾラム

超短時間作用型のなかでも特に注意を要するのは、トリアゾラムという薬です。習慣性が強いだけでなく、睡眠中の異常行動や健忘が起きやすい薬剤で、アルコールが体内にあると、さらにそれらの問題が生じやすくなります。晩酌後しばらく経ってから服用しても、同じことが起こることがあります。最近は、精神科医でトリアゾラムを第1選択にする人は少なくなりましたが、精神科以外の高齢医師のなかには「古くからある薬だから大丈夫」という理由で処方することが多いようです。

2 ゾピクロン、ゾルピデム

そのほかに超短時間作用型でよく処方されるのは、ゾピクロンやゾルピデムです。筋弛緩作用が弱いという印象から高齢者によく処方されていますが、転倒事故の報告は少なくないので過信は禁物です。またこれらは、科学的には身体依存がないのですが、「服用しないと眠れなくなる」という気持ちに駆られる、いわゆる「精神依存」は生じます。

短時間で代謝されるからという理由で漫然と長期処方すると、精神依存はほぼ発生すると考えるべきでしょう。

短時間作用型睡眠薬

　睡眠薬は、「催眠作用＞抗不安作用」が前提ですが、**短時間作用型の多くは「催眠作用≧抗不安作用」に近く、抗不安作用が高めな睡眠薬が多い**と考えてよいでしょう。

　抗不安薬であるものの「抗不安作用≧催眠作用」に近いエチゾラムは、ストレスによる入眠困難なケースに、睡眠薬代わりに用いられます。催眠作用も抗不安作用もあり、効果時間が短いことから、服用した人は改善効果の高さを実感しやすいため、依存が形成されるリスクが高い薬剤群です。

中間作用型睡眠薬

■ 筋弛緩作用の強さ＝転倒のリスク

　中間作用型睡眠薬は、短時間作用型と比較して催眠作用は強いのですが、**人によって筋弛緩作用が強く出るというデメリット**があります。催眠作用についても、代謝の個人差によって、服用すると次の朝、寝坊して起きられないほど効果が遷延することがあり、1回使用しただけで、服用をやめる患者さんが少なくありません。また筋弛緩作用が強く出た場合、排尿のために覚醒してトイレに行く際、力が入らず転倒して骨折することがあるため、高齢者や代謝性障害がある場合、処方は勧められません。

　代謝の問題がなくて**も高齢者では代謝の遅延**があります。半減期が長い薬剤は、最初の数週間はちょうどよい効き具合だったのが、それ以上、長期に服用すると、徐々に血中に薬剤がとどまっていき、ある日、突然にオーバードーズと同じような状態となることがあります。高齢者の睡眠の問題は6章（→p.215）で詳しく説明します。

長時間作用型睡眠薬

　　クアゼパムは長時間作用型睡眠薬に分類されていますが、使用感は前項の中間型に近いです。作用機序的に身体依存は生じないと考えられていますが、いわゆる精神依存はほかの睡眠薬同様に生じ得ます。

　　フルラゼパムは、アルコール依存症の不眠時に使用することはあっても、一般の精神科ではほとんど使うことがない薬です。「眠れなくて飲酒するよりはよい」「アルコールから処方薬に依存対象が変わらないための予防」という意味で処方されることが多いようです。一般的にはめったに処方されません。フルラゼパムは、睡眠薬のなかで唯一のカプセル剤で、「青と白のカプセル出してよ」とリクエストしてくるアルコール依存症の患者さんがいます。

睡眠薬の服用で知っておきたい問題点

起床後も睡眠薬の効果が残ってしまうことがある

　薬の効果が効いてほしい時間よりも作用が長引き、生活に支障が生じること、睡眠薬であれば不必要な翌朝を過ぎても効果が続くことを「持ち越し」といいます（図 5-9）。高齢だったり、基礎疾患があったり、とくに肝臓の疾患などで代謝が悪くなっていると、この持ち越しが起こります。最近では脂肪肝による軽い肝機能障害程度でも持ち越しが起きることがあり、中高年でも注意が必要です。

　睡眠薬で起床できないことが問題なのはいうまでもありませんが、持ち越しのなかでいちばん問題（危険）なのが、**本人は起きたつもりでも、実際には覚醒しきれていないということ**です。その状態で、車を運転して事故を起こすケースが少なくないのです。

持ち越し（hangover）
定義：一度覚醒しても催眠の効果が持続し、「寝ぼけ」のような状態を呈すること

- 長時間作用型の睡眠薬服用ケース
- 向精神薬の多剤併用やそのほかの治療薬を服用するなど、代謝負荷が高いケース
  （※代謝が低下している高齢者では短時間作用型でも出現しやすい）

図 5-9　持ち越し（hangover）の定義

- **向精神薬全般に備わる"鎮静作用"が精神作業能力を低下させる恐れがあり、とくに睡眠薬は持ち越しがあるためハイリスク**
- **マイナートランキライザー、とくにベンゾジアゼピン系睡眠薬は、催眠作用と筋弛緩作用が複合し、反射的な運動の遅延を起こす**

※自覚がないことが多いため、機械操作や危険を伴う作業は避けさせる

図 5-10　精神および運動機能への影響

催眠作用には鎮静作用も包括しており、睡眠薬には筋弛緩作用もあるため、精密な作業や機械操作の失敗、とっさの行動不全などを引き起こしてしまいます。睡眠薬服薬中の交通事故が午前中に多いことがわかりやすい例です（図 5-10）。

筋弛緩作用が引き起こす転倒、最悪な結果としての骨折

睡眠薬は服用すると、筋弛緩作用に加え、反応自体が鈍くなります。自分の身体の動きがコントロールできなくなっている状態です。歩行時でなく、ベッドから降りるときに、前転するような形で転倒して肩の脱臼や腕を骨折するなど、「どうしてそのような場所で？」というような事故が起きるのです。

筋弛緩作用のある薬剤は、高齢者では足の骨（大腿部が多い）を折る場合が多いですが、比較的若い人では、筋弛緩作用でよろけて転倒しそうになったとき、反射的に手をつこうとするものの反応が遅れるため、手首などを折ってしまうことがあります（図 5-11）

筋弛緩作用による歩行時の転倒は、よろけて倒れ尻もちをついた

筋弛緩作用

● 夜間の用便のための歩行中に転倒するリスク

● 高齢者で夜間徘徊がある場合、転倒による骨折リスクがある ため、睡眠薬を使用しなければならい場合は、夜間に離床す ることを少なくする工夫が必要

※夜間に用便に立たないようにするための水分摂取のタイミング や就寝前にトイレに行く習慣付けで対応

図 5-11　筋弛緩作用

り、膝から崩れ落ちるような倒れ方ではなく、**まっすぐ立った状態 から前方や真横に倒れたりする**ので、**頭部を打撲することもありま す**。高齢者が夜中に起きてトイレに行こうとするときの転倒事故で 多いのは、真横に転倒して、大腿部を強打して大腿骨近位部骨折で す（病棟や施設では転倒時に驚くほど大きな音がします）。

　高齢者の場合、骨折後の手術が成功しても、**安静保持を強いられ る状態が数週間続くと、「寝たきり」となってしまいます**。高齢者 は元から筋肉量が少ない人が多く、安静によって廃用性萎縮が進み、 リハビリを行っても回復が期待できないことが少なくありません。 夜間の睡眠改善のために行った薬物療法によって、その後の生活に 著しい支障が生じるリスクがあることに留意し、本当に薬物療法が 必要なのかを、熟考する必要があるといえます。

急な服薬中止は症状悪化や依存の原因になる

反跳性（リバウンド）不眠

定義：睡眠薬の服薬を中止したことで生じた不眠

- 急激に生体内でのリズムや睡眠薬服用状態の恒常性から変化が生じることが原因
- 睡眠効果時間が短い薬剤で発生リスクが高い
- 用量の多さや服薬期間の長さに関係なく発生
- 反跳性不眠が生じるケースでは、再処方時に効果が減弱し、用量増加や強い効果の薬剤へ変更が必要となるケースが少なくない
- 処方薬依存へと発展するリスクが高い

図 5-12　反跳性（リバウンド）不眠

　睡眠薬を服用後にインターネットで睡眠薬のデメリットを知り、服薬を自己判断でやめる人がいます。急に服薬を中止すると、「反跳性不眠」というリバウンドが起こります（図 5-12）。再度、不眠症状が現れた場合、その程度が強くなり、同じ睡眠薬を服用してもそれまでのように睡眠が得られなくなります。さらに悪い場合には効果が強い薬でも不眠が解消できなくなるのです。

睡眠薬服用時の飲酒で生じる問題

薬物療法を受けているときの飲酒は厳禁

　トランキライザーとアルコールは、ともに鎮静という作用があるため、併用すると思いも寄らない反応が起こります。ですからメジャーでもマイナーでも、**トランキライザー服用中は飲酒厳禁**です。基本的に、精神科以外でも薬物療法を受けている場合は代謝に影響が生じるため、飲酒は厳禁のはずです。それなのに問題が生じるのは、少しぐらいなら大丈夫だろうと思ってしまう人間の悪い習性が原因です。

ベンゾジアゼピン系薬剤に生じる奇異反応

　ベンゾジアゼピン系薬剤を服用しているとき、**本来の機能とは真逆の不安や焦燥が悪化したり、強い情動変動、攻撃性、精神病症状などの変化を生じさせたり**することがあります。それを「奇異反応」といいます。ベンゾジアゼピン系薬剤とアルコールが同時に体内に存在すると、「奇異反応」が引き起こされやすくなります。

　超短時間作用型のトリアゾラムでは、この奇異反応で生じやすく、激しい行動をとった後、そのイベントが記憶できず、健忘を生じてしまうことがあります。

飲酒の危険性を認識することが必要

　飲酒しない場合でも、睡眠薬服用によって夜間の行動の記憶がな

いことは少なくありません。このようなケースで多いのは、"朝起きると台所が散らかっていて、さまざまなものが食べ散らかされている。口に食べた形跡や手に食べ物が付着していて、自分の仕業とわかる"というケースです。ストレスによる不眠の場合、ストレスがあると暴飲暴食してしまうように、睡眠という意識の制御が効かない状態で、このような行動異常が発生すると考えられます。

　睡眠薬のみを服用してもこのような問題が生じるのですから、先に説明した**アルコールとの併用はまさに"禁忌"**です。

　一般的に、「お酒を飲むと寝やすくなるから、ブースター（促進する役割）としてなら、少しくらいなら飲んだほうがよいのでは」という不見識なことをいう人がいますが、これは科学的に間違いです。患者さんから「どれくらいの量だったら、お酒を飲んでもいいですか？」と聞かれることがありますが、「晩酌程度なら」なんて、絶対に答えてはいけません。

　そのような質問には、**「アルコール類との併用は厳禁です！薬を飲むなら薬だけです！」「お薬を服用して症状を治して、治療が終わってからお酒を飲むようにしてください」**と断言してください。それでも飲酒に固執するケースは、アルコール依存症の可能性があります。

現代社会はアルコール依存症にもなりやすい

　睡眠薬の服用には抵抗があるものの、飲酒してリラックスして眠るのは抵抗がなく、寝酒をしている人は想像以上に多いです。近年のアルコール依存症では、若いときから大酒飲みという人より、ストレス解消に飲酒して泥酔するケースが増えています。このようなケースにとって、「少量でもすぐに酔える」ことは都合がよく、ア

ルコール濃度の高い、俗にいう「ストロング系アルコール飲料」が増えてきている現状は、依存症の発症を助長させる環境といえます。

　現代社会はストレス社会といわれ、**ストレス耐性が高い人以外は、誰でもアルコール依存症になる可能性がある**のです。

● マイナートランキライザーは、個体素因によって短期間でも依存を形成するため、処方は薬剤中止する方法を熟知してから処方すること！

● 対人接触で依存的な言動や執拗に質問をしてくる不安症状をもつケースには絶対にマイナートランキライザーは処方しないこと！

図 5-13　前提留意事項

最初の服用時から依存が生じないようにする

　睡眠薬のことをくわしく知ると、服用をためらって当然です。しかし、現代の社会では睡眠薬がないと生活がままならないという人が存在するのも真実です。睡眠薬を忌み嫌うのでなく、**上手にやめる方法を工夫したうえで、医師が適正にコントロールすることを前提にして処方**しなくてはいけません（**図 5-13**）。

　「睡眠薬をどのくらい使用すると依存してしまうか」ですが、一般外来で年単位で服用していても依存が形成されず、短期間で中止できたケースもあれば、依存症治療外来での臨床経験では、最短では３週間の服薬でやめられなくなったケースもあります。個体差があり、一概にはいえません。

　ただ、どんなに期間が短くても依存を形成する場合はあるので、最初に睡眠薬を処方する場合の説明としては、連続で服用する限度は５日間としています。その後は、どうしても眠れないときのみ服用するよう指示することを基本としています。

リバウンドが起こらないよう 少しずつ薬の量を減らしていく

　すでに長く睡眠薬を服用して、依存を形成しているか否かの判定がむずかしい場合は、服用している量を少しずつ減らしていきます。臨床経験上、一度に減らす量が25%以上になると、依存形成の有無に限らず、変調が生じます。ですから服用する用量を10%ずつ減量するペースで処方計画を立てます。

　身体依存が形成しているケースでは、5%程度の減量でも離脱症状が出現するため、さらに慎重に少量ずつ減量します。睡眠薬はほとんどが錠剤なので薬局の薬剤師さんに協力を依頼し、粉砕のうえ、乳糖などの賦形剤を加えて調剤してもらい、少量ずつの減量を実現してもらいます。

　このような減量ステップを数週間、場合によっては数か月かけて進めていくので、完全にやめるまでには平均半年以上かかることがあります（最長では3年半を要した経験があります）。

服用回数を減らして薬がない状態に 身体を慣れさせる

　精神科の治療薬全般をやめるときに行う、服薬回数を減らす方法が2段階あります。

　睡眠薬の場合、第一段階としては、前述のように毎日の服用量を調剤で減量します。

　次の段階では、調剤でできる限界まで減量したあとは、服用を「間引き」して、最終目標に向けて減量します。毎日服薬していたとしたら3日に1回は服用をやめ、問題がなければ次は2日に1回の服用とし、次は3日に1回服用するというように、服薬する

- 複数のマイナートランキライザーを服用しているケースでは、依存の可能性が高いことを前提に対応する
- 服用しているベンゾジアゼピン系薬剤のなかでいちばん作用の時間が短い薬剤から中止する
- 症状が再燃する場合は、非ベンゾジアゼピン系のタンドスピロンへ、催眠作用のある抗うつ薬のトラゾドンなどに置換する
- 1剤まで減量となれば、漸減法にならって減量する

図5-14　置換中止法

回数を減らします。そのうち、服薬するかどうしようかという状態になると、自然と服用しないでも眠れることを認識できるようになり、睡眠薬の服用が中止となります。

　上記の2段階には、非常に綿密な管理も必要となってくるため、処方箋薬局の協力は欠かせません。応じてくれる薬剤師さんは、処方薬依存からの回復や薬剤の中止において、重要な役割を担ってくれているのです。

薬を置き換えることで患者さんの喪失感を軽減する

　複数種の精神科治療薬、とくにマイナートランキライザーを服用している場合、まず薬剤の整理が必要です。効果が似たタイプの薬を1剤に絞るのですが、これまで服用していた薬の種類が減ると患者さんは喪失感を抱きやすいこと、1剤では効果が激減するため一時的に絞り込んだ薬剤の処方量は増量し、不安とドロップアウトの予防に努めます。

　また心理効果を高めるためにも、**できるだけメリットが多く、デメリットが少ない最新の薬剤に置き換える**ステップが必要となります（**図 5-14**）。

作用機序がまったく違う「不眠症治療薬」

これまで説明してきたように、睡眠薬は、基本的に興奮状態を解消することことで眠りにつきやすくする、場合によっては鎮静させることで睡眠を助ける薬剤です。それに対し、近年登場した新しいカテゴリーの「不眠症治療薬」は、生理的に発生する睡眠機能そのものに作用する薬剤で、薬理学的にはまったく作用機序が違う薬剤です。

メラトニンとオキシトシン

1 メラトニン受容体作動薬

ヒトの睡眠は、松果体から「メラトニン」という神経伝達物質が放出されて発現します。メラトニンは、睡眠と覚醒に作用することで、サーカディアンリズム（体内時計リズム）の調節機能に影響しています。

メラトニン受容体には3種類ありますが、**睡眠にかかわる受容体はメラトニン受容体 MT1 と MT2 の2つ**です。メラトニンがMT1 受容体を活性化させると、体温が低下して入眠を促進します。MT2 はサーカディアンリズムをリセットすることで、覚醒と睡眠のトラブルを改善すると考えられています。

この MT1 と MT2 受容体の作用を活性させる薬剤に、**ラメルテオン**があります。メラトニン受容体への作用薬は、マイナートランキライザーとは違い、作用機序的に自然な睡眠に戻すことが期待できます。マイナートランキライザーが、短期間（単回）服用でも不

眠の是正ができるのに対して、メラトニン受容体への作用はサーカ
ディアンリズム全体を是正することから、ある程度の期間、連続し
て服用する必要があります。服用に際しての注意喚起が「睡眠薬」
とはまったく逆という点に、注意が必要です。

2 オレキシン受容体拮抗薬

　視床下部で産生される神経伝達物質の**オレキシンは、睡眠と覚醒、
摂食を調節すると考えられています**。ヒトではオレキシンが受容体
に結合して作用している状態では覚醒が維持され、結合が解除され
ると眠りが誘発されます。オレキシンの量が多いと眠りにつけず、
少なければ眠ってしまうということです。

　不眠の原因を大きく分けると、

　①マイナートランキライザーが効果を示すストレスによる興奮
　　が原因の不眠
　②睡眠リズム障害による不眠
　③疾病に不随する二次的不眠
　④原因が不明

という分け方ができます。これまでマイナートランキライザーで
は、過鎮静や持ち越しがひどく、そのほかの薬物療法でも改善され
なかった**「原因が不明」な不眠の原因の一つには、オレキシンの過
剰産生によって覚醒状態が続いていた可能性があります**。

　オレキシンが過剰な場合は、オレキシンの機能を調整する薬剤で
あるオレキシン受容体拮抗薬が必要です。オレキシン受容体には、
OX_1 と OX_2 の2つの受容体がありますが、これらに結合し、オレ
キシンの作用である覚醒状態持続を断ち、睡眠を促す働きをする薬
剤に、スボレキサントとレンボレキサントの2種類があります。

睡眠障害での薬物療法の Q&A

Q　睡眠導入剤が認知症を引き起こすって本当？

　「睡眠薬を飲んでいたらボケるって、本当ですか？」と尋ねてくる人が、いまだにたくさんいます。1960～1970年代は今ほど効果的な抗精神病薬がなく、統合失調症の薬物療法では興奮を抑え、鎮静するだけの効能の薬剤しかなく、薬物療法による二次的な陰性症状によって、認知症のように見える状態となっていました。その時代を知る現在の高齢者は「精神科治療薬は怖い」という印象をもっています。

　とくに古いバルビツール酸系睡眠薬は、先に述べたように自殺目的に乱用・多用された過去があり、大量服薬したものの未遂に終わって低酸素脳症を起こし、高次脳機能障害になった人も存在したため、睡眠薬は「ボケる薬」という認識になっている場合もあります。

　もし皆さんが「薬を飲んだら認知症になってしまうのか？」と訊かれたら、必ず「ならない」と答えてください。ただ、どのような治療薬でも適正に使用しなければトラブルになるので、「精神科医に相談して薬物療法を受けること」と説明してください。

6章

老年期精神障害
（認知症とせん妄）

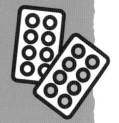

老年期精神障害の基礎知識

　老年期精神障害とは文字どおり老年期に起こるものですが、老年期の定義は、実際の年齢で区切るべきか、老化の程度で区切るべきかなど、定義が非常にむずかしいのです。一般の老年期の定義は65歳からですが、これに従って、65歳以上でかつ中高年までにメンタル障害を経験しなかったケース（＝**老年期になってから初めてメンタル障害を生じたケース**）を、老年期精神障害と考えれば、理解しやすいと思います。

　図 6-1 に、老年期精神障害の特徴をいくつか挙げました。

仕事や日常生活が急激にできなくなる

　老年期精神障害は、日常の意思決定や生活動作に問題が発生することから始まります。

　最終的には認知症を発症するケースもありますが、老年期精神障害によるものではない認知症とは、違った症状・特徴が現れます。認知症の多くは始まりが緩徐なのに対し、**老年期精神障害による認**

```
●仕事や日常生活が急激にできなくなる
●脳の高次機能が異常に低下する
●単なる老化では説明がつかない変化
●多彩な症状を示し、一定しない
●生活習慣病の既往疾患のコントロールが悪い
●家族負因が認められる
```

図 6-1　老年期精神障害の特徴

知症はあるとき急激に症状が出現し、それが目立ち始め、生活に支障が生じるようになるという経過がみられます。

脳の高次機能が異常に低下する

　２番目の特徴は、**脳の高次機能が低下してくる**ことです。「人間らしさ」が失われ、社会生活とくに人間関係でトラブルを起こしやすくなってきます。

単なる老化では説明がつかない変化

　人は、歳をとると誰でも脳機能が低下しますが、なかでも「記憶」と「認知（認識）」の能力が目立って減退してきます。中高年でも、とても忙しい状況下で遭遇した事象をまったく覚えていないということはありますが、それは集中力の欠如によるもので、記憶障害ではありません。老年期精神障害では、**老化による機能の低下だけでは説明できないような、記憶や認知の障害**が生じます。

症状が多彩、しかも変動する

　老年期精神障害の症状は、「あのときはＡ症状が主だったけれど、現在は（Ａ症状は目立たなくなり）Ｂ症状が主たる症状」というように、**症状が多彩で、一定ではない**という特徴があります。

　多くの疾患は、「主たる症状」が定まっていて、「そのほかにこのような症状も併存する」というものです。しかし老年期精神障害の症状は、脳のすべての機能が低下してしまうまでは、補完による改善を繰り返します。そのために、１つの症状が著しくなったかと思えば自然に治まり、その代わりに違う脳部位に負担が生じ、違った

症状が出現するということを繰り返すと考えれば、わかりやすいでしょう。ですから、**見る人や時期によって症状や病像の評価が違うことがあって、当然**ともいえます。

　たとえば、老年期精神障害の患者さんが内科的な疾患の治療で入院した際、担当する看護師によって、とらえ方がまるで違うことがあります。同じ患者さんの看護記録とは思えない内容になることもあり得るのです。逆にいうと、そのような**症状の多彩さを確認できれば、間違いなく老年期精神障害と判別できる**ということです。

生活習慣病のコントロール不良は発症ハイリスク

　臨床経験から、**生活習慣病のコントロールのよくない人は、老年期精神障害を発症するリスクが高く、しかも精神科における薬物療法でも症状が治まりにくい**という特徴があります。
　生活習慣はなんらかのモチベーションと強い意思がないと、変えることは非常に困難です。中高年から健康診断の結果に問題があり保健指導を受けていても改善するケースは少なく、結局は生活習慣病へと移行してしまうケースが少なくありません。生活習慣病は、長期的にみれば身体・精神をともに不可逆な障害を呈し、生活の質を極端に低下させる疾患です。老年期精神障害は、当事者がつらい余生を送るだけでなく、親族・関係者にも多大な迷惑をかけるのです。

　今後 10 年で、後期高齢者になる世代の生活習慣病の罹患率はそれまでの世代より高く、**認知症だけでなく老年期精神障害は必ず増加します。**

老年期精神障害の家族負因

　以下のようなタイプの人が近い親族に存在する人は、老年期精神障害を発症するリスクが高いといえます。

- ①高齢になってから性格が変わり、トラブルを生じたことがある
- ②生活習慣病の症状悪化が原因で入院したことがある
- ③リタイヤ後に人間関係を嫌って引きこもる

　「家族負因があるということは遺伝なのでは？」という疑問が出ます。遺伝性の高血圧症や脂質異常症（LDL 値上昇）では、脳出血や脳梗塞のリスクがあるため、遺伝的要素はあります。しかし、**それよりも高い要素は、「生活習慣の刷り込み」です。**

　近い親族の生活様式は同調原理によって酷似し、とくに生活習慣病の第一原因である食生活は、生活を共にしていれば多大な影響を受けます。また生活や行動の様式も影響を受けるため、親が生活習慣病を発症したうえにコントロールが不良である場合、その子が同じような経過をたどる確率が高くなります。このような背景もあって老年期精神障害は家族負因が高いといえるのです。

　予防的観点では、老年期精神障害の発症リスクを下げるには、**いわゆる現役世代に生活習慣病にならないように生活習慣に気を付けるこ**と、もし発症したとしても、治療や生活習慣改善によって病状をコントロールし、進行させないことが必須です。

老年期精神障害は正しく鑑別することが治療の第一歩

　老年期に生じるメンタル不調は、症状が多彩であることから鑑別がむずかしいのですが、**初期に鑑別すべきは図 6-2 に示す３つの病態**です。この３つを間違いなく鑑別しなければ、治療薬の選択を誤る原因となり、改善が得られないどころか、新たな支障が生じることもあります。

うつ病と認知症の鑑別は重要

　「うつ病」と「認知症」は、どちらも脳の定常機能が低下して、活動エネルギーが落ちている状態が前面に立つので、他覚的（客観的）には見分けがつきにくく、取り違えて誤診されるケースが少な

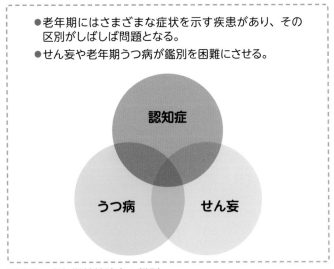

●老年期にはさまざまな症状を示す疾患があり、その区別がしばしば問題となる。
●せん妄や老年期うつ病が鑑別を困難にさせる。

認知症

うつ病　　せん妄

図 6-2　老年期精神障害の鑑別

くありません。うつ病を認知症と誤診し、間違った薬物療法が行われた結果、さらなる不調を呈した多くのケースがメディアで取り上げられ、非精神科医の安易な認知症治療薬の処方への啓発がありました。

せん妄が生じる要因

「せん妄」を認知症の特徴的な症状だと認識している人が少なくないようですが、脳の機能が低下していれば、認知症でなくても若い世代でも、せん妄は起こりえます。

せん妄は脳機能低下状態で生じます。外界からの情報量が過剰または逆に不足すると**不安・焦燥の症状が著しくなり、防御反応や逃避**としてまとまらない行動をとったり、さらなる刺激を与えようとする周りを退けるために暴力が助長されたりして、不穏状態となります。

「せん妄」には「夜間」という接頭語が付きますが、**夜間は照度が下がるため、得られる情報量が極端に少なくなります。**さらに、そもそもヒトには**闇に対する警戒心**が生理的に備わっているため、相乗的に防御反応が起こりやすくなります。このような理由があって、「せん妄」は夜間に生じやすいのです。

また、**睡眠障害**が継続すると覚醒不完全の状態が続くため、せん妄は昼夜問わず誘発されます。睡眠障害がせん妄の原因ということもあるのです。

脳実質になんらかの変化があると、脳の高次機能が保てなくなります。転倒による脳出血後や、脳萎縮を伴う神経変性疾患、症状が出ないため気が付かないうちに起こっている小さな脳梗塞、脳腫瘍

などさまざまな原因で、せん妄は生じます。図 6-2 のベン図に重複がみられるように、認知症やうつ病とせん妄を併発しているケースがあり、鑑別をさらに困難にさせるのです。

代謝障害によるせん妄

前述のように、老年期のメンタル不調の発生に生活習慣病は深くかかわっていますが、**肝機能が悪化してせん妄となる**ケースも多いのです。これらケースに共通している問題は「**代謝**」です。せん妄治療で精神科的治療が奏功しないケースでは、代謝に問題がある場合を考えなければいけません。

肝機能障害というとアルコール性肝機能障害を思い浮かべるかもしれませんが、**高齢者で多い肝機能障害は、薬剤性肝機能障害**です。内科や整形外科など多種多様の治療薬が原因で肝機能障害が生じ、二次的に代謝機能に問題が生じ、三次的にせん妄が生じるというケースが増えてきています。**服薬中の治療薬のうち、必要不可欠な薬剤のみに整理・見直しするとせん妄が消失するケースは少なくありません**。

生活習慣病や肝機能障害であることが情報として得られた場合は、鑑別のため最初に血液検査を行う必要があります。もし検査もせずに精神科薬物療法を実施すれば、肝機能はさらに低下します。せん妄は悪化、向精神薬による鎮静で身体全体の機能まで低下してしまい、せん妄が解消するどころか、生命にもかかわるような最悪の事態となることもあります。

このように、老年期のメンタル不調における鑑別は、身体・精神の双方の健康状態に注意を払う必要があり、総合診療的な医療知識

が求められるのです。

　中高年の生活習慣病人口が増加している現状から、これらの年齢層が老年期に達する数年〜10年前後には、前述のような鑑別が診療のルーチンとなります。また、それらのケース数を想定すれば、精神科医だけでは到底対応できないため、どの診療科の医師でも鑑別ができるようになる必要があり、早急なガイドラインの整備が必要と考えます。

さまざまな認知症

---

1 皮質性
①アルツハイマー型認知症 ②ピック病　　など

2 皮質下性
①進行性核上性麻痺 ②ハンチントン舞踏病
③パーキンソン病の一部　　など

3 血管性
①脳梗塞後の認知症 ②ビンスワンガー病　　など

4 脳代謝性（全身疾患や内分泌障害に伴う脳症）

5 その他
①慢性硬膜下血腫 ②正常圧水頭症 ③脳腫瘍　　など

図 6-3　認知症症状をきたす疾患（病態）

認知症症状を示す疾患

多くの人が、「認知症＝アルツハイマー型」だと思っているようですが、認知症には、**図 6-3** に示すように多種あります。それぞれの認知症について簡単に説明します。

「皮質」と「皮質下」

脳の形態学的な解剖では、大脳の表面部分の葉の（脳の皺の）部分を「皮質」といいます。脳の奥の大脳基底核周辺部を「皮質下」と定義しますが、細胞学的にみると、大きく2つの実質で構成されています。神経細胞体が集まった大脳表面部分を「灰白質」、その下層の有髄神経線維が集まった部分が「白質」です。

臨床では、機能と性質面でとらえることから「皮質」≒「灰白質」、「皮質下」≒「白質」として扱う医師がほとんどですから、この通念に沿って説明します。

1 皮質性認知症

この灰白質の神経細胞体に器質的変化が生じ、脳神経細胞としての機能が損なわれる「皮質性認知症」には、アルツハイマー病、ピック病、レビー小体型認知症などがあります。

2 皮質下性認知症

皮質下性認知症は、皮質下の神経核や神経線維にトラブルが起きることで生じます。最初は運動系に障害が発生し、それが原因で神経細胞ネットワークに影響が波及し、記憶の想起、感情やそれに伴う行動の制御にトラブルが発生する認知症です。最初は神経内科の領域が治療対象なのですが、最終的には精神科での治療が必要な認知症といえます。

血管性認知症

血管性認知症は、日本が提唱して世界的な基準になった認知症の一つです。脳卒中は、脳の栄養血管が破けて出血（脳出血）したり、詰まって（脳梗塞）しまうことで、酸素や栄養を受けられなくなり、その血管の先の部分の**脳細胞に障害が生じる認知症**をいいます。血管性認知症の原因のほとんどが脳卒中です。脳卒中が生じて障害を起こした脳細胞は死滅し、壊死します。その部分を CT などの画像でみるとぽっかり穴が開いているのがわかります。

その部分がつかさどっていた機能に障害が生じることはもちろんですが、周辺にも影響が生じて、**高次機能障害**、**運動障害**などの症

状も現れます。前記の認知症はおもに皮質部分の血管で生じますが、白質部分の血管で生じる認知症ではビンスワンガー病があります。

　生じてしまった認知症症状を改善することは困難です。血管性認知症の治療は、再度、血管イベントが起きないように血圧をコントロールし、運動機能のリハビリがおもな治療となります。意欲低下が顕著なときには、脳血流を改善させる薬剤（ニセルゴリンなど）を用いることがあります。

　また二次的な症状として、該当部分が焦点となるてんかん発作が生じる際には、抗てんかん薬を用います。

脳代謝性認知症

　前述のように、脳代謝性の認知症は近年増加傾向にある印象です。生活習慣病（糖尿病、高血圧症、脂質異常症など）のコントロールが悪いことが要因となって発症します。代謝異常が原因の二次性認知症であるため、**原因疾患の生活習慣病の治療が奏功すると、認知症症状は劇的によくなります。**

その他

　頭蓋骨内という容積の決まった場所にある脳内に、容量をオーバーする占有物が生じることで、物理的に脳神経細胞が圧迫されて機能低下を起こした結果、認知症症状が生じる脳疾患があります（慢性硬膜下血腫、正常圧水頭症、脳腫瘍など）。対処すなわち外科的処置が早ければ可逆的ですが、時間が経過すると圧迫された脳神経細胞は壊死してしまい、認知症症状は改善しません。

- 知能が異常に低下する
- 通常できていた仕事や日常生活ができなくなる
- 生理的老化による機能低下とは経過が異なる
- アルツハイマー型と多発性脳梗塞による血管性認知症が大多数を占める

図 6-4　認知症の特徴

認知症は機能が異常に低下し、知的な活動全般に支障

　認知症の特徴（図6-4）としては、まず知能が異常に低下することが挙げられます。記銘力や記憶力の低下だけでなく、知的な活動全般ができなくなります。

　次に、自覚症状はないものの、他覚的には今までできていたことができなくなります。誰にでも徐々に起こる加齢による機能低下とは違って、ある時点を基準にして、明らかな違いが生じて、そこから急激に機能低下していきます。

認知症の中核症状と随伴症状

　認知症の症状には、**機能しなくなった脳神経細胞が原因で生じる中核症状**と、その脳神経細胞が関係する**神経細胞ネットワークへの**

●**中核症状**

記銘力障害、記憶障害、見当識障害、知能低下

●**随伴症状**

せん妄（夜間せん妄）、被害妄想、うつ状態、
睡眠障害（不眠や昼夜逆転）

図 6-5　認知症の症状

影響が原因で生じる随伴症状があります（**図 6-5**）。認知症の治療では、中核症状は治療によって進行を遅らせることはできても、改善させることは困難です。しかし、随伴症状は薬物療法、生活支援によって改善が見込めます。

Column

超高齢社会を迎える日本の認知症の実態

国連の定義では、**65 歳以上の高齢者の人口比率が 21%を超えた国**を「超高齢」としており、**日本は 2007 年に超高齢社会**となっています。国内の認知症患者数は、2020年時点の統計で約 600 万人、高齢者率が 30%を超える2025 年には 675 万人以上になると推計され、現在でも統計上では日本は世界一認知症患者数が多い国です。これから 10 年はさらに加速的に認知症患者数は増加するでしょう。

世界的にみると、認知症の分別比率ではアルツハイマー型認知症が多いですが、アジア圏では、アルツハイマー型認知症、レビー小体型認知症、血管性認知症、アルツハイマー型認知症＋血管性認知症のミックスタイプがそれぞれ20〜30%と混在しています。

アルツハイマー型認知症（図6-6）

- ●脳神経細胞内の変性（アミロイドの蓄積）
- ●多くは非遺伝性（一部家族性）
- ●記銘力障害から始まることが多い
- ●徐々に学習障害や見当識障害が出現
- ●自覚（病識）がないケースがほとんど
- ●多くのケースは、性格は多幸的に変化
- ●病像（病状）の進行（悪化）は緩徐
- ●未治療では発症後数年で日常生活に支障

図6-6　アルツハイマー型認知症

アルツハイマー型認知症と認知症治療薬

　認知症治療薬（抗認知症薬）という薬剤のカテゴリーがあります
が、認知症のなかでもアルツハイマー型認知症とレビー小体型認知
症にしか適応はなく、認知症全般の治療薬は存在しません。また抗
認知症治療薬のほとんどが病状の進行を抑える効果しかなく、完治
させることはできません。

βアミロイドの蓄積によって生じる

　生理的な加齢現象として、脳の体積が減る、つまり萎縮すること
はありません。アルツハイマー型認知症は、「脳の体積が減る＝萎
縮する」ことで生じる認知症です。その原因は、βアミロイドとい
う異常タンパクが脳神経細胞内に沈着してたまり、細胞自体を機能

不全に陥らせ、結果として細胞死が生じることで起こります。使えなくなった細胞は線維化し、体積が減じるため、脳全体が萎縮していくのです。このような器質的な変化を起こすものを、神経変性疾患といいます。

アルツハイマー型認知症の根本治療には、アミロイドβが蓄積しないよう排除する薬が必要になります。ただ、アミロイドβが蓄積しやすい体質の人では、40歳を過ぎたころから蓄積が始まるため、高齢期になってからでなく、若くから投与しなければ発症や進行を防げません。現状では根治できる薬剤はないと考えるべきでしょう。

近年の遺伝子解析技術はどんどんと向上しているので、唾液や口腔粘膜からアルツハイマー型認知症の検査ができるキットが、近い将来、登場するはずです。中高年で検査し、アルツハイマー型認知症の発症を予防する時代が来ると予測されています。

Column
新しい作用機序の認知症治療薬

最新の治療薬として承認されたレカネマブは、脳神経細胞を変性させる異常タンパク（蓄積したβアミロイド）が沈着しないよう除去を促進し、発症を遅らせるという薬剤です。発症自体を遅らせることから、完全に発症していない極初期（早期）に投与する必要があります。

画期的な新薬ですが、アルツハイマー型認知症へ移行することを証明する検査の保険適用整備ができていないことや、脳神経細胞への効率のよい移行のためには点滴でなければならないため、錠剤投与のように簡便な治療ではないという点、そしてなによりも薬価が高額であることがデメリットです。臨床での今後の使用結果が注目されます。

発症初期は単なる加齢現象として放置されやすい

記銘力障害から始まることが多い

アルツハイマー型認知症の中核症状は、さまざまな障害が数か月から1年の間にゆっくりと進行していきます。

最初に気づかれるのは記銘力障害です（図 6-7）。新しいことを覚えられないことから始まって、徐々に学習ができなくなるので生理的な加齢変化ととらえられることが多く、認知症の始まりと認識されないことが多いのです。それからしばらく経って見当識障害や記憶障害が生じ、生活になんらかの問題や支障が出てくるようになると、周囲が「認知症なのでは？」と気づき、初めて医療機関を受診します。

- ●高齢者にみられる軽い「物忘れ」から始まる
- ●徐々に仕事や家事に影響が生じる
- ●日常生活行為（入浴、食事、洗面など）は可能
- ●古い記憶はかなり保たれる
- ●近時記憶は障害（数日前の出来事など）
- ●意欲、自発性、積極性が低下する
- ●抑うつ気分がみられることもある
- ●理由もなく幸福な気分がみられることもある

図 6-7　初期のアルツハイマー病の病状経過

ただ独居の場合は、生活でささいな問題が生じても、それが記憶に残りません。そのため、**近隣にも気づかれるほどの問題が生じて、はじめて医療介入となるため、治療開始が遅くなります**。これが早期発見・早期治療の機会を逸する大きな問題で、今後、独居の高齢者が急増することが予測されるなかで、有効な国の施策・対策が模索される点です。

記憶障害のために病識がなく、多幸的になるケースが多い

　アルツハイマー型認知症の当事者は病気の自覚（病識）がありません。なぜかというと、最近のことを覚えられないからです。生活に支障が出るような問題や困り事、苦しさやつらさを感じても、その記憶は保持されないためです。覚えていないのですから、当然ながら改善するための行動を起こすこともないのです。
　嫌な思いも記憶できないので、つねにニコニコして多幸的な人が多いのです。

回復はしなくても、服薬で進行を遅らせることはできる

　神経変性疾患は不可逆的で、病気の進行とともに生体機能全体が低下してくるため、認知症の治療薬がなかった時代には発病から5、6年ほどで寝たきりとなり、心肺機能が低下して肺炎などで亡くなるケースが多数でした。
　現状では、進行を遅らせる薬剤を発症初期から投与されれば、病初期状態の期間を比較的長く（＝延長）することができます。ケースによりますが、発症の極初期から薬物療法が開始されると5〜7年程度、その初期状態から進行しないこともあるため、**可能な限り**

早期発見と服薬開始を行うことが、認知症ケアの鍵といっても過言ではありません。

　ただ、p.191で説明したように、初期にアルツハイマー型認知症を発見することはむずかしいのです。またプライドが高く、自分は大丈夫と思っている高齢者は非常に多く、認知症の評価スケールにあるような質問をされるのを嫌います。明らかに正常な運転ができていないのに、自動車を運転している高齢者ドライバーが少なくない現状がそれを物語っています。このような社会背景もあって発症初期の発見は困難なのです。

「1人で生活できている＝社会生活ができている」ではない

　認知症の発症初期は、新しいことが覚えられない記銘力障害だけが先行します。昔の記憶はかなり保たれており、人の識別もできて見当識にも問題がない時点では、いっしょに暮らしていなければ問題に誰も気が付きません。

　また、手続き記憶は身体が覚えているので、認知症になっても、食事の支度などの家事はでき、生活できてしまいます。とくに女性が独居の場合、認知症を発症しても気づかれるのに時間がかかります。逆に、今まで生活のすべてを配偶者に任せて、なにもしてこなかった男性の場合は、発症すると食事さえできず、着の身着のままで不潔となるため、すぐに問題が露呈します。

　認知症外来の初診でよく耳にする話ですが、家族に付き添われて来院し、家族からは「つい最近まで1人で買い物にも行けていましたし、計算ができないはずはないと思います」という話がありま

す。実際は、買い物に行く際は必ず紙幣で支払い、「（お金が）足り
ません」といわれたら追加すればよいので、買い物はできてしまう
のです。

　以前、支援事業にかかわっていた際、保健師さんといっしょに高
齢者のお宅をよく訪問していましたが、認知症の独居の高齢者宅に
は必ずといっていいほど、釣り銭と思われる硬貨が家のいたるとこ
ろに置いてありました。たまに訪れる家族が、「こんなところに小
銭を放置して」と整理整頓をうながして、紙幣に両替して手渡すと、
それを使って買い物をする。このようにして、認知症の兆候を見逃
してしまうのです。長く1人で生活できていたというより「サバ
イバル」に等しく、社会生活ができていたとはいえないのです。

　これからの時代、高齢者の生活に少しでも不自然さを感じたら、
早めに認知症の検査を受けさせることが、健康診断のような受け止
め方となる必要があります。

認知症症状が顕著になる中期病像

不安が強くなってせん妄が起こりやすくなる

　アルツハイマー病の初期は、自分が認知症であるという自覚がなく、嫌なことがあってもそれ自体を忘れるので多幸的に見えるケースが多いです。このようなケースの患者さんは、治療への抵抗も少なく、服薬にも素直に応じてくれます。効果が感じられると本人から、「認知症（記憶できないこと）って、実はそんなに苦になる病気じゃないよ」という感想さえ得られます。

　それが中期になってくると、見当識障害が著明になってきて外で迷子になったりします（図6-8）。迷子になると不安になり、防衛的に攻撃性が増し、処理できる情報量が格段減るとせん妄が起こりやすくなります。6章の冒頭（→ p.181）でも説明しましたが、低覚醒がせん妄の原因になることはもちろんですが、不安が強まると脳の情報処理能力が低下してしまい、低覚醒と同じ状態になります。

- ●典型的な認知症症状が顕在化する
- ●記銘力障害が顕著となる（数時間単位で忘却）
- ●初期には保たれていた古い記憶も障害される
- ●疎通も簡単な日常会話程度に限られる
- ●計算が不能となり、買い物ができなくなる
- ●日常生活行為の失行（着衣失行など）が出現
- ●時、場所、人の見当識障害が出現
- ●外出すると迷子になる

図6-8　中期のアルツハイマー病の病状経過

症状ははっきり現れているが、会話することは可能

　中期になるととくに記憶の問題が顕著になり、数十分前のことも記憶に残らなくなります。たとえば、昼に往診でベッドを訪れて、再度夕方に診に行っても「はじめまして」となるのです。こうなると、医師でなくても認知症だと判断がつきます。

中期のアルツハイマー型認知症の支援

　認知症者が介護者に対して被害妄想を抱くので、支援がむずかしいという話をよく聞きますが、これはアルツハイマー型認知症だけを患っているケースではごくまれなことです。血管性認知症だけ、もしくは血管性認知症とアルツハイマー型認知症の混合タイプのときに、被害妄想を生じるケースが多いのです。

　被害妄想を生じさせないようにと、積極的な介入を避けるのではなく、困っていそうなことや問題が起こる前に予防措置をとるなどの介護支援はできます。

Column
会話が成立する認知症ケースの評価

　アルツハイマー病の患者さんのなかでも、若いころ社交性があった人は多幸的となることが多く、手続き記憶が手伝って、結構、長めに会話ができてしまいます。そのため認知症を疑って話しかけた場合も「年齢相当の加齢変化程度では？」と間違うことも多く、誤った評価しないよう、注意が必要です。

発症末期は活動性の保持と身体管理を中心に

活動性の保持に音楽療法が有効

　末期になると、まったくといってよいほど発語が認められなくなってきます（**図6-9**）。話せなくなるということは、なにも訴えることができなくなるということです。

　しかし言語構成の機構を介さない、たとえば幼少期、歌は歌詞を理解しながらではなく音として覚えますが、そうした歌などには反応して、歌詞をはっきりと発語して歌うことができるのです。英語が聞き取れずに意味もわからない英語の歌詞の曲をなんとなく歌えることがある、それは歌を言葉ではなくリズムで覚えているからです。

　認知症の末期になって、言葉が出なくなっても童謡は歌えたりします。音楽を聴き、それに反応して歌うことは、脳に非常によい刺激となり、脳神経の活動性を向上させます。音楽療法を取り入れることは、アルツハイマー型認知症の末期においては、脳の活動性を保持するのには効果的と考えます。

- ●**言葉にならない発声（発語・構語不能）**
- ●**座位での体幹が保持できず、臥床傾向**
- ●**昼夜問わずまどろむ**
- ●**消耗性疾患に罹患しやすくなる**
- ●**多くは感冒から肺炎になり、身体合併症で死亡**

図6-9　末期のアルツハイマー病の病状経過

今後、音楽療法は成立しなくなる?

音楽療法はその集団が複数の共通して知っている曲のあることが前提です。ところが、現代はどうでしょうか?現在の 20 代と 40 代では、幼少時にリズムとして身体に染み付いた音楽に共通性はほとんどありません。これは初等教育の指針の変化の早さによるもので、今後もこの傾向は変わらないと考えられますから、20〜30 年後には、集団で行っている現在の形の音楽療法はなくなるでしょう。

老健施設で童謡唱歌が流れていると、多くの入居者が歌ったり身体を揺らすなど、刺激に反応するのを目にします。現時点での認知症の患者さんの年齢層は 20〜30 歳ほど開きがあるのですが、共通の音楽(曲)を幼少時に覚えた世代であるため、こうした集団での音楽療法が有効なのです。

褥瘡や肺炎を防ぐ

1 褥瘡予防

運動機能が低下すると、廃用性の筋萎縮が生じ、全身の動作の連携が取れなくなります。何種類かの筋肉バランスをとって体幹を真っすぐ保持できないため、座った状態を保つことができません。自発的に身体が動かせない、いわゆる"寝たきり"の状態になります。

臥床状態で自発的に体位が変換されなくなると、長時間、一部の皮膚に体重が集中して圧迫され、血流障害が生じて細胞が損傷され、褥瘡が発生します。そのため定期的な体位変換は褥瘡発生予防に欠

かせません。

② 誤嚥性肺炎の予防

　全身の動作に支障が生じると、嚥下にも問題が生じます。食事の際に体幹を真っ直ぐ保持できないと、誤嚥は助長されます。食事に関係なく唾液の誤嚥によっても、口腔内の細菌が気管支に侵入し、誤嚥性肺炎を引き起こすリスクがつねにあるため、予防には、オーラルケアが重要になります。

　また、胃噴門部の機能低下によって臥床状態による胃の内容物の逆流があり、誤嚥が起こりやすいため、体位変換の時間帯と体位についての計画も、身体管理の一貫となります。

血管性認知症

血管性認知症の特徴

アルツハイマー病と並んで、**とくにアジアで多いのが血管性認知症です**（**図6-10**）。今後は現役時代にメタボだった人たちが老年期に入ってきます。そうなると、代謝性の問題による認知症とこの血管性認知症の人が、急増することが予想されます。

アルツハイマー病との違い

血管性認知症とアルツハイマー型認知症の決定的な違いは、発症直後から明らかとなる症状や進行のスピードです。

前述しましたが、アルツハイマー型認知症は発症してから末期前までは比較的進行は緩徐で、末期になると急激に変化するケースもあります。そして改善や回復は疾病の性質上、ありません。これに対して**血管性認知症は急激に発症し、一定の障害から進行しないケースもあれば、段階的に悪化していくケースもあります**。ときには原因の排除が奏功すれば、**急激によくなる場合もある**のです。

- ●**脳梗塞後遺症**…主幹動脈狭窄（とくに左半球）に伴う
  脳梗塞後に多い
- ●**随伴症状**………運動・歩行障害、パーキンソニズム、尿便失禁
- ●**性格変化**………感情失禁、爆発性、易怒的な性格に変化
- ●**危険因子**………喫煙、高血圧症、糖尿病、脂質異常症

図 6-10　血管性認知症の特徴

実際、アルツハイマー型認知症は、脳全体が萎縮するため、最終的には歩けなくなり、いわゆる"寝たきり"の状態になります。しかし血管性認知症の場合は、障害される部位の機能に依存するため、運動機能障害もケースによって千差万別です。

キレる老人は血管性認知症の予備軍

　最近、俗にいう「キレる老人」の社会問題行為のニュースが増えています。血管性認知症は、先に説明したとおり脳血流障害で引き起こされますが、血流が障害された部位が非常に小さい範囲の場合、血管性認知症の典型的症状は現れませんが、性格が変化したり、短気になったりします。偏屈になって物わかりが悪くなり、感情の起伏が激しく、爆発的・衝動的な言動が顕著となります。

　このような状態になってしまうと、周りの助言は聞き入れない（多くのケースは血圧のコントロールが悪いため、そこを治してはと助言されるのですが、「自分は病気ではない」と言ってしまう）ため、不健康な生活習慣を改善することもなく、将来的には脳血管疾患で亡くなるか血管性認知症へ発展するのです。

発症後はうつ状態とてんかん発作に注意（図6-11）

血管性認知症とうつ状態

　おさらいになりますが、アルツハイマー型認知症は脳器質が徐々に変性する疾患のため、症状の出現や病状の変化は緩徐ですが、血管性認知症は血管イベントが生じ、ある瞬間からまったく血流がなくなり、その血管の支配エリアの機能が一気に損なわれてしまいます。認知症症状だけでなく、運動機能障害も伴う点は、臨床上、アルツハイマー型とは大きく違います。

　脳機能の一部が急激に低下することで、全体の恒常性（ホメオスタシス）が崩れるため、円滑な活動ができず、無駄なエネルギーを使ってしまいます。そうしてエネルギー不足となるため、非効率なエネルギー消費状態を是正しようと、脳は活動を最小限にとどめよ

症状の進行
- 発症は急激で、その後、段階的。種々の知的機能が不均一に障害
- 脳卒中の部位による運動麻痺、歩行障害、尿便失禁、嚥下障害などの局所神経症状を呈する

随伴症状
- アルツハイマー型ではみられない頭重感、めまい、ふらつきなどの自覚症状がみられる。また、うつ状態を高率に伴う。せん妄はアルツハイマー型と同等か若干多く認められる

危険因子
- 高血圧と糖尿病のコントロール不良は脳血管性認知症のリスクを増大させる

図6-11　血管性認知症の臨床

うとする反応を起こします。その結果として、客観的にはうつ状態が認められるようになります。

　このうつ状態には抗うつ薬の効果はほとんど期待できません。脳が血管イベント後の新しい状態を定常状態として受け入れる時期が来るまでは、病像（病状）は安定しないことが多いのです。

てんかん様の症状とてんかん発作

　脳は、成長するなかで、できるだけ最短の経路をつなぐ効率のよい神経ネットワークを構築します。そのため**脳内に神経伝達が遮られる状態がつくられると、信号は迂回するか、その部分で行き場のない電気信号（＝細胞の興奮）が渋滞します。**血管イベント後、脳にはなんらかの「傷」がつくと上記のような状態となるため、血管性認知症では、行動に円滑さがなくなり、思考の迂遠が起こります。

　そして「傷」の部分に電気がたまり、てんかんの焦点と同じふるまいをして、カメラのフラッシュのように一気にスパークすることで、てんかん発作が起こるのです。

レビー小体型認知症

レビー小体型認知症のメカニズム（図6-12）

　レビー小体型認知症は、脳神経細胞内に異常なタンパク質（アミロイド線維）がかたまりのようにたまることで、正常な神経細胞を細胞変性させ、機能させなくする認知症です。アルツハイマー型認知症のように記憶障害が著明にならないケースも多く、認知症症状に先立って特異な症状を示すことが特徴の変性疾患です。

　脳全体に変性が始まると、ネットワークに機能異常が生じ、それに関連した症状が出現して不調となります。ヒトの神経ネットワークは、不調になるとそれを是正しようと反応するため、不調が再度回復することがあり、症状が"出ては消え"というように、波があるような経過をたどります。あるエリアが完全に機能しなくなるといったん落ち着きますが、また次の部位で変性が始まり不安定となることを繰り返して、脳全体に機能低下が広がっていきます。**変性が生じる部位によって症状が異なり、幻視、認知機能障害、記憶障害、運動機能障害などが生じます。**

- ●**症状が変化する認知症（進行中でもよいときが認められる）**
- ●**初期に目立つのが幻視、見当識障害、運動障害、レム睡眠障害、運動障害やてんかん様の失神も認められる**

図6-12　レビー小体型認知症

そうしたさまざまな症状が生じた後、しばらく時間をおいて大脳皮質全体に変性が広がると、ある時期を境にすべての機能が加速して低下し、最終的には生命機能にも波及し、死に至るという経過をたどります。

　レビー小体型認知症は診断がむずかしい認知症でしたが、近年、臨床診断基準の整備と、画像診断技術の向上によって診断精度が高まりました。それに伴い、血管性認知症を抜いて**2番目に多い認知症**となっています。

認知症の治療

　認知症の薬物療法は対処療法で、認知症症状の悪化を抑え、病状の進行を遅延させて、少しでも脳の残存機能を延命させることを目的としています。現在、認知症治療薬（抗認知症薬）として国内で処方されるおもなものは、**図 6-13** のとおりです。

　アルツハイマー型認知症の治療薬として、最初に認可されたのがドネペジルで、近年にレビー小体型認知症への適応も追加されました。ドネペジルとガランタミンは、アセチルコリンの分解を抑えてアセチルコリンを有効に活用する薬剤で内服薬です。リバスチグミンは同じ働きの貼付剤です。メマンチンは、グルタミン酸神経系の反応を是正する薬剤です。それぞれの薬理学的作用機序を簡単に説明します。

- ●**アルツハイマー型認知症**
  ドネペジル（アリセプト®）ガランタミン（レミニール®）、
  メマンチン（メマリー®）、
  リバスチグミン（リバスタッチ®・イクセロン®パッチ）
- ●**血管性認知症**
  血圧管理、抗血小板薬（チクロピジン、アスピリンなど）
- ●**随伴症状の治療**
  うつ症状…抗うつ薬（SSRI、SNRI など）
  せん妄……脳代謝（改善）賦活薬、抗精神病薬

＋介護者・家族の正しい理解と対応

図 6-13　認知症の薬物療法に用いられる薬剤

アセチルコリン分解酵素阻害薬

1 アセチルコリン分解酵素をブロックし、アセチルコリンの生理機能を高める

　繰り返しますが、最新の薬物療法でもアルツハイマー型認知症の発症や進行を完全に止めることができません。そこで、**残存している脳神経細胞の機能を可能な限り使うことで、認知症症状の改善を試みることが薬物療法の目的**です。

　アセチルコリン神経系は記憶を担当する神経細胞ネットワークですが、脳萎縮が進んでいるということは、**アセチルコリン神経系の細胞数も減っている**ということです。残存している正常な神経細胞は、恒常性維持のためにつねに代償的に機能亢進している状態で、これ以上、アセチルコリンを大量産生させるような無理な負荷は、細胞を破壊し、認知症症状を悪化させることになりかねません。

　そこで、シナプス間隙に放出されたアセチルコリンを再利用するのが、アセチルコリン分解酵素阻害薬です。4章で説明したSSRIがセロトニンを再利用するのと同じように（→ p.110）、放出されたアセチルコリンを分解する酵素を阻害することで、再利用して興奮刺激を持続させることで効果を発揮します。

　ただ、アセチルコリン分解酵素阻害薬は、残存するアセチルコリン神経細胞が反応してくれるあいだしか効果が得られません。処方期間が5年を過ぎると、ほとんどのケースで効果が感じられなくなります。個人差はありますが、薬物療法の開始が発症早期であればあるほど効果期間も長くなり、5年以上効果がみられるケースも存在します。

② アセチルコリン分解酵素阻害薬の副作用

　副作用としては、アセチルコリンは消化器系の機能調節にも重要な役割を果たすため、**悪心や嘔吐、食欲不振、腹痛や下痢などの消化器症状が現れる**ケースが多くみられます。そのため、消化性潰瘍の既往がある人は胃潰瘍の発現（再発）率が高いとされています。

　そのほか、出現頻度は高くないものの**徐脈**やそれに伴う**失神**が報告されています。**認知症では当事者が不快な状態を言い表すことや伝えることが困難になっているので、状態の変化や上記の症状の出現に対して注意観察が必要です。**

③ アセチルコリン分解酵素阻害薬はレビー小体型認知症にも効果

　アルツハイマー型認知症もレビー小体型認知症も、異常なタンパク質（アミロイド）がたまって神経細胞が壊れていくことで発症します。ドネペジル（現状では先発のアリセプト®のみ）が、レビー小体型認知症の進行抑制効果のあることが証明され、薬物療法を行うことが可能となりました。

　ただ、**レビー小体型認知症は、アルツハイマー型認知症よりも早い段階でさまざまな機能が低下する**ため、ドネペジルの効果が得られているかを厳密に判定する必要があります。添付文書には「投与開始 12 週間後までを目安に、認知機能検査、患者及び家族・介護者から自他覚症状の聴取等による有効性評価を行い、認知機能、精神症状・行動障害、日常生活動作等を総合的に評価してベネフィットがリスクを上回ると判断できない場合は、投与を中止すること」とされています。

NMDA受容体拮抗薬

　2章でも説明したとおり、脳内での最大の神経ネットワークはグルタミン酸神経系です（→ p.34）。脳全体に萎縮が始まると、この**グルタミン酸神経系もダメージを受けます**が、それに対して修復反応が生じます。変性が生じている部分の修復反応によって、**グルタミン酸神経系は平常時以上の過活動状態に転じてしまいます。**

　コントロールを失ったグルタミン酸神経系は、グルタミン酸を過剰に放出する暴走状態に陥り、近接する神経細胞を過剰に興奮させて、残存している正常な変性が進んでいない細胞を破壊してしまいます。また、その過剰興奮がほかの神経系にも波及し、**ドーパミン神経系に影響した結果として生じるのが、幻覚や妄想です。**認知症における幻覚・妄想は、脳がダメージから修復を試みたもののうまくいかなかった結果といえます。

　このような過剰反応による二次的な脳神経細胞の破壊を止めるためには、グルタミン酸受容体をブロック（阻害）すればよいのですが、正常に活動して神経伝達を行う程度の信号までブロックしてしまうと、精神活動は低下し、認知症の症状の改善どころではなくなってしまいます。そこで、**残存している正常なグルタミン酸神経系の受容体には弱く結合し、過剰に反応している部位には結合しやすくした薬剤であるNMDA受容体拮抗薬を使用します。**図**6-13**のメマンチンが、NMDA受容体拮抗薬です。

認知症薬物療法の注意点

「抗認知症薬」「認知症改善薬」「認知症治療薬」と表示されているため、一般では、「認知症が治る薬」というイメージをもたれています。健康だった時期に戻るイメージを期待して、思い浮かべている家族は、少なくありません。

前項で説明したように、認知症治療薬には症状の進行を遅らせる効果しかありません。そのため、薬物療法を開始するにあたって、誤った認識や過度な期待を抱かせることがないよう、薬物療法の実際を注意深く説明することが重要です

抗認知症薬は服薬をやめると一気に症状が進行する

抗認知症薬は、認知症の症状の進行を緩和させる効果しかありません。そのため、治療に期待している家族にしてみれば、ぜんぜんよくならないと感じるのです。**「服薬しても変化がない」**というのは、**「悪化していないので効果がある」**ということなのですが、改善がないからと、「服薬をやめた」と申し出てくる家族が少なくありません。

服薬管理のむずかしさと経済的な問題もあるため、継続を強制することはできませんが、服薬を中止してしばらくすると症状が一気に進行する可能性が高いことを説明したうえで、家族に再度中止を求めるか否かを決定してもらいます。

一般病棟における延命治療の継続選択と同様に、認知症の薬物療法の継続問題は、本人の生き方や尊厳をどう考えるかなども含めて、これから大きな課題になってくるでしょう。

せん妄（夜間せん妄）

せん妄は低覚醒時に起こりやすい

　せん妄は外部からの刺激を適切に処理できないので、意識障害とも似ていますが、どちらかというと「意識混濁」に近い状態です（**図6-14**）。せん妄は低覚醒状態が原因で生じます。低覚醒状態では外界からの情報を適切に処理できません。**自分の置かれている環境・現況が把握できないことから、反応として不安や恐怖が生じます。その反応として、易刺激性が増し、ささいなことで激しい精神運動興奮を起こします。**子どもが寝ぼけている状態（＝低覚醒状態）で、大泣きしてパニックを起こすのと同じです。

- ●**外界からの刺激情報を適切に処理できない**
  - ＝意識の混濁
- ●**低覚醒により、激しい精神運動興奮を起こす状態像**
  - 低覚醒＝子どもが寝ぼけているときにパニックを起こすのと同じ
- ●**極度な不安や恐怖が前面に立つせん妄もある**
  - 興奮して不穏な状態に限らない
- ●**夜間に現れやすい**
  - 夜になると生理的な眠気で低覚醒
  - 照度低下で視覚情報が減ってくる

図6-14　せん妄とは

「術後せん妄」発生のメカニズム

　せん妄には、「術後せん妄」がありますが、これは手術を受けた後に全身麻酔から回復する際、**完全覚醒していない状態でかつ麻酔で一時的に脳活動を停止させたことで見当識障害が生じる**ため、せん妄が起こりやすいのです。

せん妄が夜間に多いのは……

　夜になると**生理的な眠気により低覚醒が助長**されるだけでなく、**環境照度の低下**と加齢による白内障や緑内障などの視力低下も重なり**視覚情報が減ってくる**ため、せん妄が起こりやすい環境となります。せん妄が夜間に現れやすい理由はこのためです。

生活改善がせん妄のいちばんの抑止力に

　老年期におけるせん妄の治療法は、生活習慣改善を行っても改善がみられない場合にのみ、薬物療法を考えます。

　生活習慣の改善点として重要な点は、**覚醒度を上げることと規則正しい食事を摂ること**の２つです。日中の活動性を上げれば、覚醒度は上がり、それに反応して夜間に自然な睡眠が誘発されるようになります。また、食事は栄養バランスと一回摂取量を適切に調節し、毎日決めた時間に３回以上に分けて摂取すれば、腸管運動も活性化し、覚醒度の向上をサポートします。このような行動を実施してもせん妄が生じるケースだけに、薬物療法を行います。

　まず、**日中に活動して夜は眠るという１日のリズムを、脳と身体にきちんと植え付ける**ことが、せん妄のいちばんの抑止力になります（**図 6-15**）。

　抗不安薬や睡眠薬によって、過鎮静や催眠効果の遷延が生じると低覚醒状態を惹起して、薬剤性せん妄の原因となります。これらの薬剤を服用していてせん妄を認めた場合には、まず抗不安薬や睡眠薬を中止することで、せん妄が消褪するか否かの経過を観察します。**薬剤が惹起した低覚醒が原因でせん妄が発生したと判断した場合には、絶対に再投与せず、薬物療法は行わずにさらなる生活習慣の改善を行います。**

●生活改善には……

昼間の活動性を上げる
規則正しい食事摂取

●低覚醒の改善には……

薬物療法は二番手と考えるのが基本
薬物療法の第一選択は、脳循環代謝改善薬

●極度な不安や恐怖があっても

マイナートランキライザーはかえって低覚醒を誘発

●夜間に現れやすい場合は……

チアプリド、次に少量のハロペリドールを試用

図 6-15　せん妄の治療

脳循環代謝改善薬を使って低覚醒を改善

生活習慣改善や処方内容を見直しても、せん妄が生じる場合には薬物療法を選択します。せん妄時には、興奮状態となって暴力を伴うケースが多いことから、鎮静効果を求めてハロペリドールやリスペリドンといった抗精神病薬を選択する医師が少なくありません。

ただ老年期になるまでまったくメンタル不調を経験したことがないケースでは、**副作用である錐体外路症状による転倒事故や流涎が止まらず、日常生活が正常に行えなくなります**。流涎が原因で誤嚥性肺炎を引き起こすなど、不適切な治療が原因で命を落とすこともあるのです。

このような事態を防ぐ薬物療法としては、**血流と代謝を改善して細胞の活性を上げ、低覚醒を是正することが適切な方法**といえます。具体的にはニセルゴリンや、ATP（アデノシン三リン酸）を用います。ATP は、体内にエネルギー変換物質として備わる物質であることから、よほどの高用量で投与しない限り高齢者にも安全に使

いやすい薬剤であると考えられ、せん妄治療には有用です。

チアプリドを少量ずつ使用して副作用をコントロール

　ハロペリドールやリスペリドンを使用すると過鎮静や副作用が強く、ニセルゴリンや ATP 製剤では改善効果がみられない場合、次はチアプリドを用います。チアプリドは 25〜150mg と至適用量の幅が広く、剤形に細粒もあるため調節がしやすいため、精神科医でない医師にも使いやすい薬剤と考えます。ただ、チアプリドは抗精神病薬ですから、鎮静作用が日中に出てしまうような投与は本末転倒となります。そのため服用の方法としては、午前中は避け、午後から就眠前にかけての服用となるような用法が推奨されます。

せん妄の服薬治療の中止方法

　せん妄、とくに夜間せん妄の薬物療法は、症状が治まれば、処方は継続せず減量を試みます。減量によって症状が再燃し始めた場合は、いったんその用量で経過観察し、また治まれば減量を続けて最終的には中止とするのが望ましいのです。中止後に再発した場合には、以前治まったのと同じ処方内容を再開します。

　抗うつ薬の薬物療法では、抗うつ薬を中止するにあたり、リバウンドしないよう、何か月もかけてお薬をやめると説明しましたが、せん妄の場合は患者さんの日常生活動作（ADL）に問題が生じなければ、1〜2週間程度の短い期間で漸減して中止します。

老年期のメンタル不調の対応のポイント

　老年期精神障害では、治療に使えるお薬が限られていることや、薬物療法でかえって問題が生じる場合があることを理解してもらえたと思います。

　老年期であっても、メンタル不調を引き起こす根底には、ストレスが存在します。ストレスを作り出すようなかかわり方をなくし、ストレスが生じないような対応とサポートのポイントを助言します。

認知症におけるストレス

　認知症になってもストレスは感じます。認知症ではなにをするにも思うようにいかないのですから、常時、内的なストレスが基盤に存在します。さらに次の項で説明するような外的なストレスも生じるため、**認知症の当事者は、いつもストレスにさらされている状態**といっても過言ではありません。しかし、ストレスとなった事象（原因）を覚えていられないということは、解消もできないということです。**ストレスで生じた負のエネルギーは行動に反映され、問題行動へと発展してしまうのです。**

ストレスを生じさせるかかわり方

　老年期精神障害（認知症）の患者さんに限らず、高齢者に対して家族が **図 6-16** のようなかかわりをする姿がよくみられます。

当事者	援助者
精神症状の出現	心配して声をかける
↓	↓
敏感な反応 罪責の念	反応が得られず、さらに付け加える
↓	↓
焦りが症状を悪化	うまくいかない様子に、つい小言を言う

図6-16　問題のあるかかわり方

　認知症やうつ病などの精神症状が出現すると、情報処理能力が低下して、さまざまなことに機敏に反応できなくなっていきます。そのため、周り（家族や援助者）は心配して声をかけているのですが、反応できません。そして当事者（患者）は、自身がすぐに反応できないことを苦にして悩んでいるのです。

　ところが、反応が遅いだけで理解しているということは伝わらず、周りは返答のないことを心配して、矢継ぎ早に何度も「どうしたの」と訊いたり、なぜできないのかと小言を言ってしまいます。とくに娘が母親を介護しているケースでは、これが顕著にみられます。

　そのようなかかわり方をしてしまう心理には、親への心配よりも、自分の将来に対する不安が根底にあります。将来、自分もこのようになってしまうのかではないかという不安、そして焦りです。それを払拭するには、そうではない素早い反応や行動、しっかりした様子を示してほしいという期待から、執拗に声をかけたり、できないことを非難してしまい、当事者に不必要なストレスを与えてしまうのです。

強いストレスや不安は症状の悪化や
せん妄の発生の原因に

　ストレスを受け続け、それが解消できないと、強い不快と不安が
生じます。それは脳を興奮させるため、眠りの質を下げ、つねに低
覚醒を生じさせる悪循環となり、それが原因となってせん妄の発生
にもつながりかねません。ですから、図 6-16 のような対応を見
たらかえって不調を助長させるため、そのような対応をやめるよう
助言すると、家族は医療者の前で対応（態度）を変えるのですが、
家族だけのときはそれまでと同じようにふるまってしまうようです。
ですから、そのような問題行動が認められるごとに何度でも疾病に
ついての説明に加えて、図 6-16 を家族に示して、悪いかかわり
方とはなにかを例示します。

家族が認知症患者にできるサポート

● **心配し過ぎない**

● **叱らない、小言を言わない**

● **焦らない**

● **干渉し過ぎない**

● **失敗に過敏に反応しない**

図6-17　家族への助言：
　　　　家族の動きで病状は変わる

　さらに具体的に「やってはいけないこと」の例示として、図6-17のような箇条書きを助言し、内容を印刷したものを渡しておくこともよい方法です。

やってはいけないこと

❶ 心配しすぎない

　老年期精神障害の症状は多彩で、体調も日によって浮き沈みします。様子をよく観察することは大切ですが、その評価を過剰に行い、「悪化しているのではないか」と心配しすぎないことを助言します。

❷ 叱らない、小言を言わない

　当事者自身も、うまくできないことをつらい・苦しいと感じているときに、「もう、こんなことさえできなくなったの！」と叱られ、小言を言われれば、ショックを受けて当然です。治療にも悪影響を

- ●**ゆっくり簡潔に話す**
- ●**最後まで話を聞く**
- ●**感情的にならない**
- ●**励ましすぎない**
- ●**付かず離れずの距離をとる**
- ●**見守りと理解力**

図 6-18　家族への助言：接し方のポイント

与えるので、**危険を伴う行為以外は、絶対に感情的な接し方はしな**いようにと助言します。

3 焦らない

もどかしい状態が続くと、周りにいる家族のほうが「なんとかしなければ」と焦ることがあります。その瞬間は、当事者自身も焦っているものの、機能障害の一部として表情が自然に表出することができなくなっているため、周りは当事者の内面に気づけません。つまり双方が焦っているわけです。**周りが焦っていることは当事者にも伝わりストレスを与え、それがトラブルのきっかけをつくる**ということを助言します。

4 干渉しすぎない

できないことをサポートするのはよいのですが、どうせできそうにないからと、取り上げるかのように、当事者にトライさせずに先にやってしまうのはよくありません。できなくても、"「やってみよう」"という意思が発現することは、残存している機能の活性化となるリハビリテーションの一部でもあるのです。**サポートを超えた干渉は、リハビリテーションの機会を失わせているのと同じ**であることを助言します。

5 失敗に過敏に反応しない

前述の助言に従って、「干渉しすぎるのはよくないと言われたから、自分でやらせたら、案の定、失敗して本人も家族も落胆した」と苦情をいう家族が少なからずいます。健康な高齢者でも日々失敗することが増えていくのですから、**失敗に過敏にならず、再度、残存している機能の活性化となるリハビリテーションであるという認識で見守りが必要**と助言します。

正しく接するためのポイント

図 **6-18** は、高齢者全般への接し方として、感情的とくにイライラしそうになったときに思い出し、正しく接するためのポイントをまとめたものです。

1 ゆっくり簡潔に話す

家族から、「先生の前だと質問に答えるのに、家では素っ気なく『うん』としか返事をしないですし、会話にはなりません」と言われることがあります。

高齢者の多くは、聴力が低下しているので、われわれ医療者は「大きな声、ゆっくり、簡潔」に話す癖がついていますが、家族間の会話ではそのような配慮がないことがあります（難聴であることに気づいていない家族さえいます）。また、話す側も聞く側も話の内容がわからなくても適当にあいづちを打って、わかった「ふり」をすることがあるのも、会話が成立しない原因です。高齢者は情報処理能力が低下していますし、なんらかのメンタル障害があればなおさらです。

会話の際に気を付けること、それは「ゆっくりと、内容はわかり

やすく簡潔に」です。また関連している事象についても、同時に２つのことを話さないなどの配慮も必要です。

2 最後まで話を聞く

すべてを聞きかなくても、内容を想定できる会話において、回りくどい話し方になっていても、話を終えるまでに「わかった、こういうことでしょ」と先回りして、**会話を途中で切り上げるようなことをしてはいけません**。これもまた当事者の意欲を低下させ、リハビリテーションの邪魔をしているようなものです。

老年期精神障害、とくに認知症の高齢者が話をしようとするとき、脳内の使える部分を総動員して伝えようとしています。またその行動によって脳の機能を活性化させようとしているからです。

3 感情的にならない

身内だからこそ感情的になってしまう部分もありますが、**できるだけ感情を抑えて冷静に接することを心がけます**。

4 励ましすぎない
5 付かず離れずの距離をとる
6 見守りと理解力

どんな病気でも、治療がうまくいかずに気持ちが落ち込むことはあります。とくに老年期精神障害の場合は、当事者も自分ができていないことは認識しています（認知症でもその瞬間は遂行不能に不快を感じています）。前項でも説明しましたが、絶対に叱責は禁止です。

ところが「怒るのはダメだけど、褒めるのだったらいいだろう」と、幼児がなにかにトライするときのように、過度に励ます人がいます。しかし、そのような励ましは、逆に馬鹿にされているような

感覚を生じさせるとともに、できていないことを証明されているの
と同じで、プライドは傷付けられ、悲観する原因になります。

　そのときのスタンスは、付かず離れずの距離をとりながら見守る
ことです。

認知症の援助に必要な知識

（図 6-19）

自尊心を傷つけない

　認知症は、すべての高次脳機能が損なわれているように思えますが、直感的・感覚的部分の機能は病状が高度に進行するまで保たれます。自尊心や不安、嫌なことを感じるのは、生命を維持する自律神経の核と同様に脳のコアの部分で、この部位は最後まで機能しているため、認知症になっても嫌なことや、つらい気持ちは終末期まで感じるのです。理解はできなくなっても、相手の態度や言葉で自尊心は傷つけられます。

　また、その感情を伴う事象は生存防衛に関連し、「嫌な」「怖い」感覚をもった事象に関係する環境と人物は記憶されることがあります。ある一定の介護者に抵抗を示すのは、自分を丁寧に扱わない（自尊心を傷つけた）人のことを認識できているからです。

- ●自尊心を傷つけない
- ●情動にはたらきかける
- ●近くで話す
- ●簡単に話す
- ●納得いくようじっくり話す
- ●言動や状態変化をさりげなく観察する
- ●規則正しい生活をサポートする
- ●睡眠、食事・水分摂取量をチェックする
- ●排便の観察（下痢や便秘の混在に注意）

図 6-19　認知症患者への対応と観察

情動にはたらきかける

　前述のように、感情が伴う事象は記憶できることもあります。逆にいえば、自尊心を満たすような、強い喜びを感じるようなはたらきかけは、記憶に残るということです。ですから、普段できなかったことがうまくできたときには、自分のことのようにいっしょに喜ぶなど、**情動をもってはたらきかけると病像が安定しやすくなります**。

話し方のコツ

　先にも説明しましたが、「話し方」は大切です。まず**正面から話している口が見えるように、大きな声で明瞭に話し**、聞き返されたらその都度、**耳元で端的に話す**ことです。相手が理解を示すまで、焦らず**じっくり話す**ようにします。

普段の状態を把握するコツ

　病状や行動に変化はないかを観察することは重要です。しかし、ジロジロ見るような観察は、猜疑心をもたれることもあるので、普段からさりげなく観察します。

睡眠、食事・水分摂取量をチェックする

　観察の対象は言動だけでなく、食事や水分摂取量のチェック、睡眠の時間と質、生活のリズムが含まれます。看護としてのルーチンのチェックがいかに重要かということがよくわかります。

排便の変化を見逃さない

　長時間効果を持続させるてんかんの治療薬などは、2層構造になっているものがあります。消化がよくないと2層目が溶けきらずに便に出てくることがあり、**薬の血中濃度が不安定となっていることがあります。**

　便をつぶしてまで内容を確認する必要はないですが、下痢の状態で錠剤やカプセルがそのまま排出されていたという場合は、薬が効いていない可能性が高いため、医師に報告が必要です。

さくいん

■著者紹介

姫井昭男（ひめい・あきお）

PH メンタルクリニック所長。大阪医科大学神経精神医学教室。精神科医。
1967 年兵庫県生まれ。1993 年大阪医科大学卒業。同年大阪医科大学神経精神医学教室に入局。
1999 年大阪医科大学大学院医学研究科博士課程（精神医学専攻）修了。医学博士。2010 年に
PH メンタルクリニックを開設。産業医活動並びに EAP コンサルティング業務に従事。
専門は精神科遺伝学・薬理学。臨床医と産業医活動を行う。

一般病棟ナースのための
精神症状とくすりの知識
―統合失調症・気分症・睡眠薬・認知症・
せん妄のこれだけは！

2024年3月1日発行　第1版第1刷

著　者　姫井 昭男

発行者　長谷川 翔

発行所　株式会社メディカ出版
　　　　〒532-8588
　　　　大阪市淀川区宮原3-4-30
　　　　ニッセイ新大阪ビル16F
　　　　https://www.medica.co.jp/

編集担当　山田美登里
編集協力　一居久美子
装　幀　Kaji Design Works
本文イラスト　川本 満
組　版　株式会社明昌堂
印刷・製本　株式会社シナノ パブリッシング

© Akio HIMEI, 2024

ISBN978-4-8404-8463-3　　Printed and bound in Japan

当社出版物に関する各種お問い合わせ先（受付時間：平日9：00～17：00）
●編集内容については、編集局 06-6398-5048
●ご注文・不良品（乱丁・落丁）については、お客様センター 0120-276-115